1979 年
全国临床药理专题讨论会在北京举行

1983 年
卫生部在全国建立了第一批 14 家部属临床药理基地

1995 年
五人小组成立,负责起草中国 GCP

1995 年
张丹回国,在北京建立昆泰中国办事处

1996 年
谢燕彬成立汇思特科技有限责任公司(后改名为北京凯维斯医药科技有限公司)

1996 年
加拿大制药公司 MDS Pharma Service 在北京设立北京美迪生药业研究有限公司

1998 年
高瞻和马克合伙建立了依格斯(北京)医疗科技有限公司

1998 年
卫生部颁布《药品临床试验管理规范》(试行)

1999 年
国家药监局发布《药品临床试验管理规范》正式版

2001 年
新修订的《药品管理法》将"临床药理基地"更名为"药物临床试验机构"

2002 年
王廷春在广州创办博济医药;曹晓春成立杭州泰格咨询公司,后改名泰格医药

2003 年
国家食品药品监督管理局发布 2003 版《药物临床试验质量管理规范》

2003 年
袁旭创建药物临床试验网(www.druggcp.net)

2004 年
国家食品药品监督管理局和卫生部联合颁布《药物临床试验机构资格认定办法(试行)》

2004 年
中山大学肿瘤医院开始招聘应届护理本科生作为临床研究助理

2006 年
香港中文大学莫树锦 Tony Mok 教授与广东省人民医院吴一龙教授联合发起 IPASS(Iressa Pan-Asia Study)

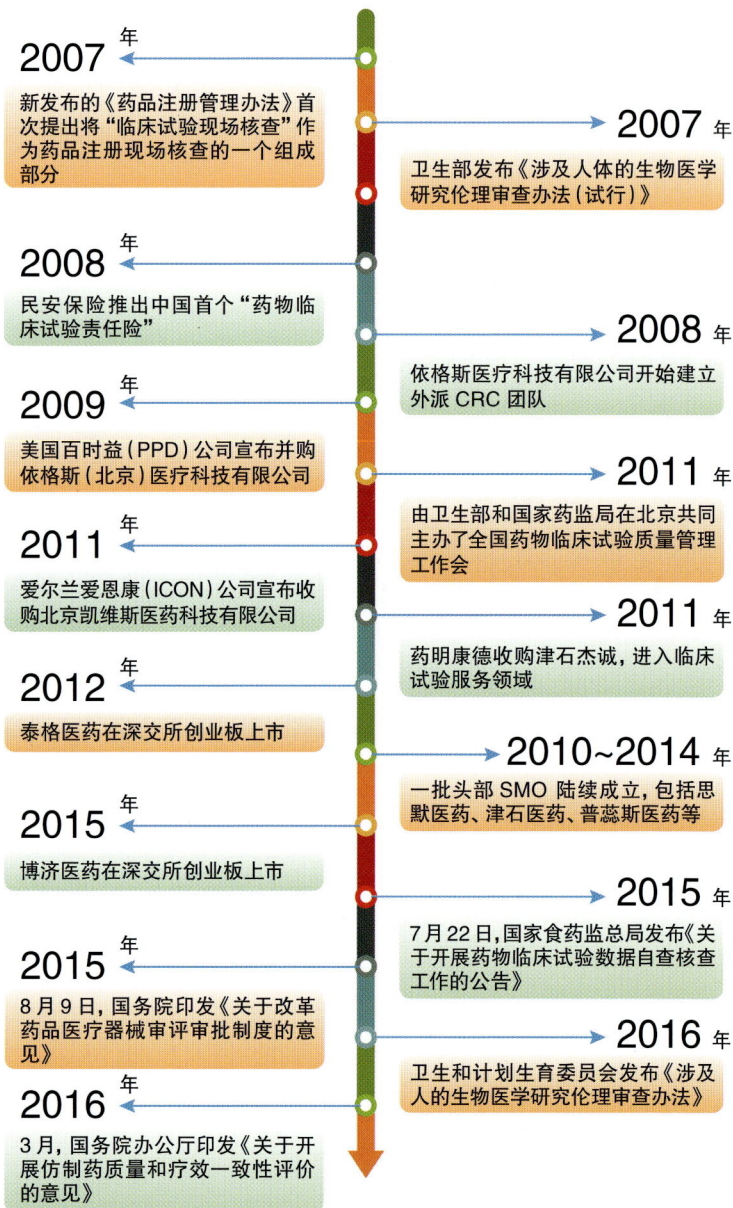

2007 年

新发布的《药品注册管理办法》首次提出将"临床试验现场核查"作为药品注册现场核查的一个组成部分

2007 年

卫生部发布《涉及人体的生物医学研究伦理审查办法(试行)》

2008 年

民安保险推出中国首个"药物临床试验责任险"

2008 年

依格斯医疗科技有限公司开始建立外派 CRC 团队

2009 年

美国百时益(PPD)公司宣布并购依格斯(北京)医疗科技有限公司

2011 年

由卫生部和国家药监局在北京共同主办了全国药物临床试验质量管理工作会

2011 年

爱尔兰爱恩康(ICON)公司宣布收购北京凯维斯医药科技有限公司

2011 年

药明康德收购津石杰诚,进入临床试验服务领域

2012 年

泰格医药在深交所创业板上市

2010~2014 年

一批头部 SMO 陆续成立,包括思默医药、津石医药、普蕊斯医药等

2015 年

博济医药在深交所创业板上市

2015 年

7月22日,国家食药监总局发布《关于开展药物临床试验数据自查核查工作的公告》

2015 年

8月9日,国务院印发《关于改革药品医疗器械审评审批制度的意见》

2016 年

卫生和计划生育委员会发布《涉及人的生物医学研究伦理审查办法》

2016 年

3月,国务院办公厅印发《关于开展仿制药质量和疗效一致性评价的意见》

2016 年

5月，国务院办公厅印发《关于药品上市许可持有人制度试点方案》的通知

2017 年

中共中央办公厅、国务院办公厅印发《关于深化审评审批制度改革鼓励药品医疗器械创新的意见》

2019 年

国家药监局、国家卫生健康委联合发布《药物临床试验机构管理规定》的公告

2020 年

国家药品监督管理局联合国家卫生健康委员会发布新修订的《药物临床试验质量管理规范》公告

2021 年

国家药监局药品审评中心发布《以临床价值为导向的抗肿瘤药物临床研发指导原则》

2022 年

普蕊斯（上海）医药科技开发股份有限公司在深交所创业板上市

2024 年

国务院发布《全链条支持创新药发展实施方案》

2024 年

截至2024年10月，全国备案的药物临床试验机构已经超过1600家

蝶 变
中国临床试验40年

郑 航 著

Metamorphosis
40 Years of Clinical Trials in China

上海交通大学出版社
SHANGHAI JIAO TONG UNIVERSITY PRESS

内容提要

本书分三个部分阐述了中国药物临床试验的发展历史、现状及其在药物创新过程中的不可替代作用。

第一部分，创世纪。时间跨度为1983年到1999年，在这一阶段，中国的GCP、临床试验机构、CRO、CRA等临床试验领域的主题词从无到有，最终诞生了中国自己的临床试验行业。

第二部分，新纪元。时间跨度为2000年到2015年，中国临床试验走上规范化道路的探索进程，这个进程也是中国医药创新开始摸索和探索的阶段。

第三部分，大时代。时间跨度为2015年到2023年，这个阶段是中国临床试验行业大发展、大繁荣，最终也面临大调整以及思考未来走向何处的阶段。

图书在版编目（ＣＩＰ）数据

蝶变：中国临床试验40年 / 郑航著. — 上海 ：上海交通大学出版社，2025.7. — ISBN 978-7-313-32952-3

Ⅰ．R4

中国国家版本馆 CIP 数据核字第 2025MP4431 号

蝶变：中国临床试验40年

DIEBIAN: ZHONGGUO LINCHUANG SHIYAN 40 NIAN

著　者：郑　航

出版发行：上海交通大学出版社　　　　　地　址：上海市番禺路951号

邮政编码：200030　　　　　　　　　　　电　话：021 - 64071208

印　刷：常熟市文化印刷有限公司　　　　经　销：全国新华书店

开　本：880mm×1230mm　1/32　　　　印　张：8

字　数：190千字　　　　　　　　　　　插　页：2

版　次：2025年7月第1版　　　　　　　印　次：2025年7月第1次印刷

书　号：ISBN 978 - 7 - 313 - 32952 - 3

定　价：48.00元

前　　言

　　2020 年底，我将在药物临床试验网上撰写的专栏文章编辑成书，以《临床试验简史》之名出版。这本书以科学方法史、法规伦理史、产业发展史为线索，梳理了世界范围的临床试验发展历史，也融入了一些自己近年来学术研究的成果。出版以后，有读者提到，书里没有关于中国临床试验历史的部分，是一个遗憾。所以当时就想再写一写中国临床试验的历史。但是真正静下来思考，发现这是一个天大的难题。

　　首先是定位。之前的《临床试验简史》背景是世界范围，主线是科学方法史。科学方法是放之四海而皆准的，线索比较好梳理，内容一般没有争议。而在中国的范围里来谈临床试验却有些困难。中国现代临床试验的历史，并不是科学方法本身的发展史，而是从一开始就进入了临床试验的实践史。

　　在实践领域，中国的现代临床试验历史的发端，呈现了两条线索。一条是从 20 世纪 80 年代起，医疗机构的研究者开展临床研究。他们通过与国际机构交流合作，学习借鉴，引入了临床试验方法学和临床药理学等学科，起草了中国最早的GCP，并在国内各医疗机构推广普及。另一条是在 20 世纪 90年代，国外制药企业进入中国，把国际的 GCP 理念和临床试验规范化操作带到了中国，从制药工业的角度，在中国推广和普及了 GCP 理念和临床试验方法。此后，这两条线索互有交织，共同谱写了中国现代临床试验发展的历史，但又呈现了不同的走向，演绎了各自的故事。到底选择以哪一条为叙述的主线，一时间颇难抉择。

然后是写作难。世界范围的临床试验历史基本上是一部波澜壮阔的过去史，不管是科学方法发展、法规伦理发展，还是产业发展都在 21 世纪之前就已经基本完成。而中国的临床试验历史是由 20 世纪 80 年代以来的几代从业者，包括至今仍然活跃在中国临床试验领域的研究者和产业界从业者共同演绎的跌宕起伏的当代史。和写《临床试验简史》相比，写中国现代临床试验史的压力可想而知。我对自己完成这件事情的能力没有信心。

因为畏难情绪，此事就一度搁浅了。直到 2023 年 12 月，我到青岛大学附属医院临床研究中心去拜访曹玉教授。他提到，在世界的临床试验简史以外，还应该有一部中国的临床试验简史。他的鼓励，促使我下定决心，排除万难，要完成这件事情。

对之前提到的困难做了认真评估以后，我拟定了几个原则。

第一，以临床药理基地和中国 GCP 的诞生作为中国临床试验历史的起点。从 1983 年中国最早的 14 家临床药理基地的诞生，到 1999 年中国第一部 GCP 的诞生，这 16 年时间里，中国开始实践科学临床试验方法学，建立临床药理学学科，并且在国际交流学习中，诞生了中国自己的 GCP，从而拉开了中国临床试验发展历史的序幕。

第二，以药物研发和医药产业为主体，构建叙事主线。本书所指的临床试验，主要是指为了医药产品的评价和上市而做的工业化临床试验,是临床试验走向产业化的基础,并与之前的《临床试验简史》保持了一致。

第三,以重大的历史事件为单元,构建内容体系。写历史,要么以时间为线索,要么以事件或人物为中心。本书选择后者。另外,以个人绵薄之力,实无能力编修一部浩浩荡荡的官方正史,本人志趣也不在此。因此,我选择和《临床试验简史》的风格保持一致,追求学术性和通俗化的融合。同时,因为我自己从2007年入行至今,也算是中国临床试验发展进程的见证者和亲历者,希望能在书中带入一点个人经历,以增加部分事件的临场感。

2023年年底,我终于开始动笔写作,并在"临研人之家"的公众号上以《中国临床试验40年》为题开设专栏连载。到2024年年底,我用了整整一年的时间,完成了3个部分共30个章节的写作。

第一部分,名为《创世纪》,时间为1983年到1999年。基本内容为从临床药理基地诞生到中国GCP诞生。这是中国临床试验历史发展的第一阶段。在这一阶段,中国的GCP、临床试验机构、CRO、CRA等临床试验领域的主题词从无到有,最终诞生了中国自己的临床试验行业。

第二部分,《新纪元》。时间为2000年到2015年。这部分基本内容为从21世纪初中国新的《中华人民共和国药品管理法》《注册管理办法》《GCP》及《机构认定管理办法》发布,中国临床试验走上规范化道路的探索进程。这个进程也是中国医药创新开始摸索和探索的阶段。

第三部分,《大时代》。时间为2015年到2023年。这部分基本内容为自从"722"及"审评审批制度改革"以来,中国的创新药产业大爆发及仿制药一致性评价，推动了临床试验大繁荣，然后又经历了流行病冲击，以患者为中心的转向，以及资本的撤退，行业又进入低潮，直到最近创新药全产业链支持。这个阶段是中国临床试验行业大发展、大繁荣，最终也面临大调整以及思考未来向何处去的阶段。

历时一年，终于完稿，经过征求各方意见，多轮修改以后，仍然觉得鄙陋不堪，越发感到不自量力。但是正如袁枚先生所言："因忆四十年来，将诗改好者固多，改坏者定复不少。"因此，终于诚惶诚恐地将之呈出来和读者见面。也算是和之前的《临床试验简史》合二为一，了却了自己的一个心愿。

在写作和修改的过程中，得到以下专家和朋友的支持和帮助。他们包括来自临床试验机构的专家：李宁、房虹、刘亚莉、曹烨、曹玉、熊宁宁、陆麒等；以及来自企业的临床试验前辈和同仁：张丹、谢燕彬、赵戬、许俊才、孙晓春、李宾、蔡学钧、任科、袁旭、许文成、赵建军、张声鹏、付四海、刘国梁、李彬彬、刘亚卿、李高扬、毛冬蕾、王杉博、杨国庆、刘湘南、谢生荣、师啸、余鹏、蒙技等。在此表达诚挚的谢意。

最后，必须指出的是，因为定位和题材的选择难免带有主观性和视野的局限性，本书只能作为中国临床试验发展历史的一家之言。另外，因为个人水平有限和考据资源的限制，本书难免有遗漏、偏颇和错误之处，请读者多多指正和包涵。鄙陋之余，如果能够弥补之前读者的遗憾于万一，对我来说，就已经欣喜万分了。

目　录

第三篇　大时代

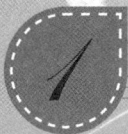

第一篇 创世纪

临床药理基地的诞生

一

北宋时期，福建泉州府同安县（今厦门市同安区）出了一位宰相，名字叫苏颂（1020—1101）。此人在历史上不以政绩卓著闻名于世，而是以杰出的科学家身份彪炳史册，被后人称为中国的"达·芬奇"。他在天文、医药、物理、数学、机械、工艺等20多个领域都做出了卓越贡献。他的传世功绩主要有两项。其一是领导创制了世界上最古老的天文钟——"水运仪象台"，被认为是现代机械钟表的先驱。其二是主持编著了古代药物学巨著《本草图经》，是上承《神农本草经》，下启《本草纲目》的中国本草学史上的重要里程碑。

正是在这部《本草图经》里，出现了中国最早关于对照临床试验的记载。该书的草部上品之上卷第四篇《人参》中有记录："欲试上党人参者，当使二人同走，一与人参含之，一不与，度走三五里许，其不含人参者必大喘，含者气息自如者，其人参乃真也。"这一试验不仅是中国最早的对照试验，也是世界上对照试验的早期记录之一。这是科学临床试验在中国的萌芽，它展示了古代中国人对药物效果评价的初步科学探索。遗憾的是，如同中国很多闪烁着智慧光芒的古代发明和实验一样，它像流星划过历史的长空，被遗忘在浩瀚的古籍里面了。

1747 年 5 月 20 日，英国皇家海军军医詹姆斯·林德（James Lind）博士开展了人类历史上第一个具有科学意义的对照临床试验，证明了柠檬和橘子对坏血病的治疗作用。从此以后，经过一代又一代的医学家、药学家、统计学家的不懈努力，直到 20 世纪中叶，最终建立起了成熟完整的临床试验方法学体系。这套方法学被应用于验证药物的疗效和安全性上，也就催生了一个新的学科——临床药理学。

20 世纪 30 年代，美国康奈尔大学的哈利·格德（Harry Gold）教授最早提出了临床药理学的概念，并且进行了卓有成效的临床药理学研究。1947 年，他当选为美国科学院院士。1954 年，美国约翰斯·霍普金斯大学建立了第一个临床药理室，并开始讲授临床药理学课程。随后，瑞典、日本等国家也纷纷成立临床药理学研究机构，开设临床药理学课程。

20 世纪 60 年代初，中国的科学临床试验发展开始起步，主要涉及流行病学领域和药理学领域，且几乎同时开展。

苏德隆（1906—1985），中国流行病学奠基人，为我国培养了第一批流行病学家，也是我国推行科学临床试验的先驱者。他倡导双盲、对照和均衡的临床试验方法，强调"唯有经过严格验证的医疗方法才是有价值的方法"，为科学临床试验在中国的发展做了方法学传播和人才培养方面的贡献。

与此同时，中国的医学家和药理学家们在中国开展了最早的临床药理学研究。中国第一个自主研发的抗肿瘤新药 N-甲酰溶肉瘤素的临床试验便是其中一个代表。

我在《中国抗肿瘤新药临床试验 60 年发展历程和主要成果（1960—2020）》一文中，查到当时开展这个临床试验的情况。1960 年 3 月，中国医学科学院药物研究所的黄量教授合成了氮芥的衍生物 N-甲酰溶肉瘤素,送到中国医学科学院肿瘤医院开展临床试验。专家们参照美国食品药品监督管理局(Food and Drug Administration,FDA)的相关规定,从推荐的初始剂量开始,进行剂量递增试验,并观察肿瘤体积的变化和患者的不良反应。令人鼓舞的是,在第 3 例患者(一位晚期睾丸精原细胞瘤患者)的身体中观察到了明显疗效。后来通过继续收治睾丸精原细胞瘤和淋巴瘤患者进行试验,最终确定了 N-甲酰溶肉瘤素的临床疗效。最后,专家们总结了 118 例睾丸精原细胞瘤的治疗结果,其中,Ⅰ期患者术后辅助应用 N-甲酰溶肉瘤素 10 年治愈率达到 100%；Ⅱ、Ⅲ期和复发患者的治愈率为 67%；甚至一些已发生肝、骨转移的精原细胞瘤患者经过治疗后,也得以长期生存。

遗憾的是,由于种种原因,中国临床药理学刚刚起步就陷入了长期的停顿。

二

进入 20 世纪 70 年代以后,西方很多国家的临床药理学研究和教学已经发展到较高水平,培养了大量的人才,临床药理学术期刊也纷纷问世。更重要的是,各国药品监管部门相继将临床药理研究纳入新药评价的必须环节,进一步加速了临床药理学的发展。1967 年,意大利在欧洲最先成立了全国临床药理学会,1971 年,美国也正式成立了临床药理学会。1980 年,第一届国际临床药理学与治疗学学术会议在伦敦召开,标志着国际的临床药理学发展进入了一个新的阶段。

1978 年,中国举行了一次具有里程碑意义的全国科学大会,要向"四个现代化"进军。我的中学课本里的报告文学《哥德巴赫猜想》,发表在《人民文学》1978 年第 1 期,让鲜为人知的"科学怪人"陈景润一下成了家喻户晓的"科学明星"。

科学的春天到了,临床药理学的春天也到了。1979 年 7 月,全国临床药理专题讨论会在北京举行。会议期间,丁光生、宋振玉、李家泰、姚光弼、汪复等当时中国最优秀的药理学家们就国外临床药理学研究动态和临床试验方法学等专题做了学术报告。**这次大会标志着中国的临床药理学作为一个学科正式启航。**

1980 年,中国第一个临床药理研究所——北京医学院临床药理研究所(现北京大学临床药理研究所)成立,第一任所长是李家泰。这位中国临床药理学事业的开拓者和奠基人,还将在未来中国第一版《药物临床试验质量管理规范》(Good Clinical Practice,GCP)的产生中扮演重要角色。此后,北京、上海、安徽、江苏等地都陆续建立起临床药理研究或教学组织机构。

1982 年,中国药学会药理学会临床药理专业委员会在北京成立,首任主任委员是李家泰。该委员会现已成为中国药理学会二级分会,即中国药理学会临床药理专业委员会。1983 年,最早的中国版《临床药理学》(徐叔云等主编)出版。1983 到 1984 年,卫生部相继在北京医学院、上海第一医学院、广州中山医学院、湖南医学院建立临床药理培训中心,培训临床药理学研究人才。1985 年,《中国临床药理学杂志》创刊,首任主编为李家泰。

自此,临床药理学在中国有了专门的研究机构、教学组织、专业学会、教材和学术期刊,完成了组织准备、理论准备和人才准备,为中国临床试验之后 40 年的发展提供了坚实的专业支撑和人才保障。

三

临床药理学最终要应用于新药临床研究与上市后药物再评价，这是这一学科的初心和归宿所在。1983年，**卫生部在全国研究力量较强、人员素质较高、设备条件较好的医疗机构中建立了第一批14家部属临床药理基地**，汇集了药理学、临床医学、药学、化学、数学、生物统计学等相关学科的专业人员到临床药理研究中来，承担各类新药的临床药理研究。

1986年和1990年，卫生部分别又建立了第二批和第三批部属临床药理基地，也就是现在的药物临床试验机构的雏形。**这三批加起来共42家基地，100多个专业，踏上了中国药物临床试验组织基地建设的探索征程。**

为了还原1983年第一批卫生部属临床药理基地的全貌，我查阅了大量资料，咨询了很多专家和同仁，得到了中国医学科学院肿瘤医院GCP中心领导的协助，整理出了完整的名单（表1）。

让我们记住1983年，中国临床试验的故事从这里开始；让我们记住这14家临床药理基地的名字。中国药物临床试验机构，从这里迈出第一步。

表1　卫生部临床药理基地（1983年）

单位	科室	研究领域
北京医学院	临床药理研究所	抗菌素、神经及心血管药物
	第一附属医院同位素室	放射性药物

（续表）

单位	科室	研究领域
北京友谊医院	内科	消化道、心血管药物
中山医学院	肿瘤医院、肿瘤研究所、药理教研室	抗癌药
中国医科大学	附属第一医院内科肝炎研究室	血液系统、呼吸系统、传染免疫用药品
	药理教研室	
中国中医研究院	广安门医院内科及有关科室	有关内科、肿瘤、皮肤、泌尿疾病用中药
	西苑医院有关科室	有关血液病、心血管、呼吸、消化系统疾病用中药
上海第一医学院	华山医院抗菌素室、神经病学研究所	抗菌素、神经用药品
	核医学研究所、核临床研究组	放射性药品
	心血管疾病临床药理组	心血管疾病用药
	计划生育临床药理组	计划生育用药
	精神病学教研室、临床精神病药理室	精神病用药
	肿瘤医院肿瘤药理实验室	抗癌药
	临床免疫药理实验室	血药浓度测定,药效、药代动力学,生物利用度

（续表）

单位	科室	研究领域
浙江医科大学	附属第二医院、基础部药理室	心血管病药物、抗肿瘤药物、神经系统药物的临床药理
天津医学院	内分泌科	内分泌系统用药
南京医学院	第一附属医院	内分泌、传染、心血管、小儿、呼吸、妇产科用药
四川医学院	附属医院精神科、传染科	精神、传染病用药
中国医学科学院	首都医院内分泌科	内分泌系统用药
	阜外医院内科	心血管疾病用药
	海光医院血液内科	血液病药物
	日坛医院内科（化疗科）	抗癌药物
河南医学院	医学科学研究所肝病研究室	治疗肝病药物
	第一附属医院内科血液组	血液系统疾病用药
重庆医学院	附属第一医院呼吸病研究室	呼吸系统疾病用药
	附属第二医院肝炎研究室	肝炎用药
上海第二医学院	高血压研究所、药理教研室、附属医院	高血压等疾病

第一张新药证书

一

临床药理学学科的发展和普及,为科学验证药物疗效奠定了方法学基础,但是真正成为刚需,还得依靠药物研发的规范化要求和新药审批的法制化建设。

"反应停"事件后,1962 年,美国国会通过了《科沃夫-哈里斯修正案》(*Kefauver-Harris Amendmentes*),建立了新药三期临床试验标准化要求,以及临床试验申请(investigational new drug, IND)和上市申请(new drug application, NDA)的法制化流程。此后,各国陆续走上了新药审批的法制化道路。与此同时,中国药政管理部门在总结多年药政管理工作的实践经验基础上,结合中国国情,借鉴国外的药品管理制度,也逐步建立起了中国的药政管理制度体系。

1963 年,卫生部、化工部、商业部联合发布《关于药政管理的若干规定》(下文称《规定》)。当时卫生部分管药品研发与审批,化工部分管药品生产,商业部分管药品流通。**这是中华人民共和国成立后,第一个关于药政管理的综合性政策文件。**在当时,该文件起到了类似之后的《中华人民共和国药品管理法》的作用。它明确了药政管理的性质、宗旨、任务、方针、政策,奠定了中国的药品全生命周期系统化监管的基础。《规定》的第二章题为"药品新产品"，其中对新药（该《规定》中称新产品）的定义、新药临床试验、新药生产的审批、设立药品审定委员会及哪些类药品属于卫生部审批等，均给予了明确的规定。

关于**新药的定义**，在《规定》第十二条规定："**中西药新产品指我国新生产的原料药、制剂及中药人工制成品。凡国内已有生产，但为本生产单位、本省（自治区）未生产过的原料药、制剂等亦同样按照新产品进行管理。**"《规定》中把本单位和本省（自治区）没有生产过的药品都算为新药，这样的定义是比较粗糙。这一规定的出发点是当时缺医少药的国情，需要大力鼓励药品生产，满足群众基本用药需求，还远远谈不上鼓励和促进新药研发。

1965 年卫生部、化工部联合下达了《药品新产品管理暂行办法（草案）》（下文称《草案》）。《草案》对新药的管理做了更为具体的规定，**是中华人民共和国成立以来，关于新药管理的第一个专门法规，相当于后来的《药品注册管理办法》的地位。**该《草案》规定了新药的定义，临床、生产审批的具体要求。

如果按照这个节奏，中国的新药审批法制化进程将不断深入，但是《草案》出台后的十几年，整个中国几乎没有按照法规层面开展新药研发，这一进程被打断。只有极少数新药项目依靠国家组织大规模会战，以举国之力进行攻关，取得了突破。比如著名的抗疟疾药物攻关项目——"523"项目。

1967 年 5 月 23 日，在北京召开"全国疟疾防治药物研究工作协作会议"，代号为"523"的抗疟疾药物研究工作正式开展。1969 年，39 岁的**屠呦呦**加入该项目，踏上了艰辛的寻药之路。经历了无数次的失败之后，1972 年，屠呦呦报告了从青蒿中提取出了有效的抗疟疾成分——青蒿素。在当时根本没有开展符合法规的产业化临床试验条件的情况下,屠呦呦团队以身试药,检验毒性。随后赴海南对疟疾患者进行临床验证,结果振奋人心:患者症状迅速消失,有效率达 100%。此后几年,通过国家有组织地协调全国科研力量进行进一步药学技术攻关,并且组织数十家医疗单位,超过 6500 例患者参与临床验证。最终于 1978 年在扬州召开的青蒿素鉴定会上,对青蒿素治疗疟疾的有效性和安全性进行了鉴定和确认。

二

改革开放以后,中国的药政管理和新药审批重新走上了法制化道路。1978 年 7 月,国务院颁布了《药政管理条例(试行)》(下文称《条例》),**这算是中国历史上第一部药品管理法规**,虽然此时没有上升到法律层面,仍属于行政法规层级,但《条例》对药品研发、审批、生产、供应、使用等环节做出了规范化规定。一些基本原则至今适用。

在《条例》的第三章新药的临床、鉴定和审批中,关于药品审批和临床试验有如下主要规定。

(1)**新药定义**,界定为"**我国创制和仿制的药品**",这个定义关于新药的范围相比 1963 年版本有明显的缩小,并且出现了创制药和仿制药的分类。但是把仿制药也算在了新药范畴,依然是较为粗糙的定义。

(2)**审批流程**,规定"未经卫生行政部门同意不得安排临床"。"根据新药的试制和临床试验结果,……经卫生行政部门批准后安排生产"。**初步确定了临床和生产的"两报两批"制度**。但是这里的"两报两批"的权限都是以地方为主,规定"凡属我国创新的重大品种及国内未生产过的放射性药品、麻醉药品、中药人工合成品、避孕药品，由卫生局审核后转卫生部审批。**不属于上述范围的新药，由所在省、自治区、直辖市卫生厅（局）审批**"。这为之后几年的审批乱象埋下了伏笔。

（3）**对新药的临床试用做出相关安排**，"卫生部要建立临床药理研究机构，各省、市、自治区卫生局应组建新药临床试用基地，逐步建立临床药理研究机构"。这一规定实质上拉开了中国的临床药理学学科和临床药理基地建设的序幕。

1979 年，卫生部与国家中医药管理局根据 1978 年的《药政管理条例（试行）》中的有关规定，**联合发布了《新药管理办法（试行）》，这个办法较以往的管理规定有了更系统全面的要求**，对新药的分类、科研、临床、鉴定、审批、生产到管理的全过程进行了比较全面的规定。**但是没有制定统一且具体的新药审批技术标准和要求**，再加上大部分新药在各省审批，各地卫生行政部门在审批新药时，人员素质水平参差不齐，宽严尺度掌握不一，因而对疗效和毒副反应所做出的结论也就不够准确，造成了药品审批的混乱现象，大量不合格药品流入了市场。

另外，由于 1978 年《药政管理条例（试行）》没有规定详细的惩罚条款，也没有具体规定假劣药品的定义，致使一些违法事件的处理无法可依或处理太轻，某些地区和单位乱制、乱售伪劣药品的情况不能得到有效制止。在 20 世纪 80 年代初，中国市场上假劣药品一度泛滥，最著名的当数"福建晋江假药案"和"山东梁山假阿胶案"。

1984 年，第六届全国人大常务委员会第七次会议通过了《中华人民共和国药品管理法》（下文称《药品管理法》）。1985年 7 月 1 日正式施行，这是中华人民共和国成立后的第一部药品管理法，首次在法律的层级，将药品的研制、审批、生产、经营、使用等全生命周期活动和国家对药品的监督管理纳入了法制化的轨道。此后，以此为基本依据，针对药物的研发、生产、经营、使用等环节颁布了一系列行政法规和部门规章。标志着国家对药品的监督管理进入了法制化的新阶段。

1984 版《药品管理法》对新药管理和审批做出了变革性规定。

首先，对新药有了新的定义。1984 版《药品管理法》第五十七条规定，**"新药：指我国未生产过的药品"**，首次把仿制药明确地和新药分开了，新药的范围有所收缩。但是此时的"新药"仍然并非真正的新药。所谓"未生产过的药品"也包含了生产已经在国内上市销售的进口药品，更何况境外已上市药品在国内的首次生产当然也属于这里的法定的"新药"范畴。

另外，该法将新药审批权明确收归中央。规定**"新药经过审批后，由国务院卫生行政部门发给新药证书""生产新药，必须经国务院卫生行政部门批准，并发给批准文号"**。这就把新药的地方化审批体制转化为了国家集中化审评，有助于提高新药审评效率，改进新药审评质量，提升我国新药质量水平。

1985 年 7 月，卫生部进一步颁布了《新药审批办法》，对新药定义、分类进行了重新梳理，并对新药的研究、临床、审批和生产做了更为系统详细的规定。明确规定各类新药在申请药物临床试验和申报生产时，需提供安全性、有效性、质量、稳定性、临床试验等技术资料，明确各类新药的申报程序。标志着我国新药注册审批正式进入了法制化时代。

《新药审批办法》自 1985 年 7 月 1 日起执行，至 1999 年 4 月 30 日，实施年限近 14 年。并且在《新药审批办法》的基础上发布了多项补充规定，包括《新生物制品审批办法》《关于国外药品在中国注册、进口及临床试验的有关规定》《中华人民共和国药品管理法实施条例》《仿制药品审批办法》等，为后来的《药品注册管理办法》的产生奠定了基础。

<h1 style="text-align:center">三</h1>

1985年的《新药审批办法》实施以来，在新药审批管理方面主要做出了以下几项影响深远的贡献。

第一，明确了临床试验与新药审批的有关规定。从此，临床试验审批和生产审批即所谓的"两报两批"成为新药审批的法定制度，并且都要由国家层级的监管部门（当时是国家卫生部）批准。这是符合国际通行制度的，也是至今仍坚持的原则。

第二，加强新药临床药理基地建设。继第一批临床药理基地组建之后，卫生部分别于1986年和1990年又组建了两批不同类别临床药理基地。这些基地的建立，从组织、人员到技术、设备等方面，都为我国新药临床研究奠定了基础，为新药研发单位进行新药临床研究提供了合法、合格的场所。

第三，组建药品审评委员会。根据1984年版《药品管理法》的明确要求，卫生部于1985年6月12日正式成立了药品审评委员会，作为卫生部新药审批和已上市药品再评价的技术咨询机构。从此行政审批和技术审批的"两审"模式成为中国药品注册的标准范式。

药品审评委员会首任主任委员是中国科学院院士、著名泌尿外科专家吴阶平，并聘请全国知名的药学、药理、临床等各方面51名医药专家作为审评委员会委员。委员会分西药、中药和生物制品三个分委员会。

西药分委员会：首任主任委员李家泰，副主任委员丁光生，委员共 25 名。

　　中药分委员会:首任主任委员**王绵之**,副主任委员**张伯呐**,委员共 16 名。

　　生物制品分委员会:首任主任委员**朱既明**,副主任委员**李河民**,委员共 10 名。

　　当时的中国药理学会临床药理专业委员会的 29 名委员中,有 7 名被聘担任第一届药品审评委员会的西药分委员会委员,包括:**李家泰、江文德、游凯、孙燕、金正均、桑国卫、蔡志基**。

　　此后至今,历届药品审评委员会中,大量的临床药理专业委员会委员与临床药理基地负责人和(或)主要研究者都担任了西药分委员会委员,或各省市药品审评委员会委员,为中国新药研发和上市把关发挥了重要作用。临床药理学的学科发展和药物临床开发的技术审评得到了互相促进。

　　在审评委员会成立 4 天后,也就是 1985 年 6 月 16 日,西药分委员会就在北京举行了第一次会议,进行了第一次新药审评鉴定。审评对象正是**抗疟新药——青蒿素**。1986 年,青蒿素获得了卫生部颁发的新药证书,编号为:(86)**卫药证字 X-01 号**(X 指西药,也就是现在的化学药)。**这是 1985 年颁布《药品管理法》和《新药审批办法》后,卫生部颁发的第一张新药证书。也可以说是中国的第一张新药证书。**

　　30 年后,2015 年 10 月 5 日,瑞典卡罗林斯卡医学院在斯德哥尔摩宣布,中国女科学家**屠呦呦**获得 2015 年诺贝尔生理学或医学奖,以表彰她在疟疾治疗研究中取得的成就和做出的贡献。此时此刻,距离她在 1969 年加入"523"项目团队,担任研究组组长,已经过去 46 年了。

青蒿素出海与中国 GCP 的诞生

一

1978 年青蒿素通过国内专家鉴定，1986 年获得卫生部颁发的中国第一张新药证书，表明了青蒿素的抗疟疾价值在国内得到了确认。但是中国国内的疟疾患者数量非常少，这样的好药，真正的大舞台在国外的广大亚非拉发展中国家。因此，作为中国的第一个法律意义上的"新药"，从 20 世纪 80 年代开始，青蒿素承载了为国争光的希望，走上了出海之路。青蒿素的出海之旅，伴随着中国在 20 世纪最后二十年的药品监管法律体系发展完善的过程，可以说历尽了艰辛，长足了见识，交足了学费，也做足了贡献。

1985 年，中国颁布了《药品管理法》，进而发布了《新药审批办法》，把新药研发和审批监管的法律法规体系基本上搭建起来了，但是国内的药物研发、审批和生产的流程和管理与国际规范仍有很大差距。在当时的中国还完全没有作为药品质量管理的 GXP 体系（GMP/GLP/GCP），几乎都是凭经验生产，做临床前研究，做临床试验。这就注定了青蒿素的出海之旅不会一帆风顺。

专家组开始尝试了与世界卫生组织（WHO）合作，跌宕多年，最终因为 WHO 不认可青蒿素研发与生产的质量管理，合作失败。随后,专家组想到直接在非洲国家申请出口。没想到,非洲国家也不认可我们的标准。怎么办呢?剩下唯一的办法就是和西方发达国家的制药公司合作,通过他们的帮助,获得西方颁发的"许可证"。1990 年,他们找到了瑞士的汽巴-嘉基公司(CIBA-GEIGY,简称 CIBA)。这家公司对青蒿素抗疟疾可能带来的价值充满兴趣。

最后,经过评估,CIBA 认为我们的复方蒿甲醚(青蒿素的衍生产品)最有可能获得国际专利。在 CIBA 的帮助下,经历了艰难的国际专利申请过程,中国原研的复方蒿甲醚从专利到商品到了"临门一脚"的时候了,瑞方突然提出中国之前做的 400 多例复方蒿甲醚临床试验并不符合国际 GCP 标准,怀疑复方蒿甲醚疗效的真实性。

美国于 1981 年颁布了 GCP,是第一个颁布 GCP 的国家。此后,日本、新西兰、法国、加拿大、澳大利亚等国纷纷效仿,发布了本国的 GCP。有了 GCP 之后,大家都按照 GCP 标准做临床试验。而中国当时根本没有 GCP,更谈不上 GCP 意识,此前开展的临床试验也没有一个统一的标准规范,许多环节存在漏洞。所以,瑞方的质疑也是合理的。最后,瑞方提出中方按照国外 GCP 标准再做 100 例临床试验,CIBA 公司派监查员(Monitor)全程参与。这可能是最早的接受境外监查员监查的中国本土临床试验了。

当时的中国,没有 GCP,也就谈不上符合 GCP 标准的临床试验基地,对于承担这次临床试验的农垦三亚医院而言,GCP 更是一个闻所未闻的新名词。负责此次选择试验医院的军事医学科学院微生物流行病研究所研究员焦岫卿发挥了很重要的作用。他对国外的 GCP 标准进行了一番研究,为本次至关重要的临床试验大考，做了大量的准备工作，比如将试验医院已有的规章制度、人员职责装订成册并予以命名；将相关仪器设备使用的操作规程及维修保养记录准备好以待检查等，这就初步有了现在的 SOP 的概念和"没有记录就没有发生"的理念。另外，负责人员还做了充足的设施、设备准备工作，比如病房保障足够的床位，并做好消毒、杀虫、防蚊工作等。

真金不怕火炼，经过为期 5 个月的临床试验，复方蒿甲醚的疗效再次得到证实。最终，试验质量虽然未完全达到 GCP 标准，但还是得到了瑞方的认可。1994 年 9 月 20 日，双方正式签署了关于复方蒿甲醚的《许可和开发协议》，这与双方第一次签署备忘录过去了 4 年多的时间。从此以后，复方蒿甲醚走出了中国，走向了世界，走进了亚非拉的偏远村庄，为中国赢得了荣誉。

20 世纪末期，正是在这样的中外合作中，中国的临床药理学专家和药物研发专家们认识到了 GCP 的重要性，也积累了实践经验，为中国 GCP 的诞生，奠定了基础，创造了条件。

二

各国所制定的 GCP 虽然大原则别无二致，但是具体细节有所不同，他们逐渐认识到统一各国 GCP 标准对于提高研发效率、降低成本、加快新药在各国上市的重要性。20 世纪 80 年代后期，GCP 开始走向了国际化，WHO 迈出了第一步。

为了推出一版适用于世界各国的，包括发达国家和广大发展中国家的 GCP，1995 年，WHO 发布了《世界卫生组织药品试验良好临床操作指南》(*WHO Guidelines for Good Clinical Practice（GCP）for Trials on Pharmaceutical Products*)也就是 WHO-GCP。这一版 GCP 综合了西方各国的 GCP 原则，并且在最后的定稿过程中广泛地征求了各国专家的意见，这里面就包括来自中国上海医科大学的诸骏仁教授。诸教授在后来的中国 GCP 起草和诞生中，也扮演了至关重要的角色。

WHO-GCP 的结构体系是这样的：

1. PROVISIONS AND PREREQUISITES FOR A CLINICAL TRIAL（临床试验的规定和先决条件）

2. THE PROTOCOL（协议）

3. PROTECTION OF TRIAL SUBJECTS（保护试验对象）

4. **RESPONSIBILITIES OF THE INVESTIGATOR**（研究者的职责）

5. **RESPONSIBILITIES OF THE SPONSOR**（申办方的责任）

6. **RESPONSIBILITIES OF THE MONITOR**（监查员的职责）

7. MONITORING OF SAFETY（安全性监查）

8. RECORD-KEEPING AND HANDLING OF DATA（数据的记录保存和处理）

9. STATISTICS AND CALCULATIONS（统计和计算）

10. HANDLING OF AND ACCOUNTABILITY FOR PHARMACEUTICAL PRODUCTS（药品的处理和责任）

11. ROLE OF THE DRUG REGULATORY AUTHORITY（药品监管机构的作用）

12. QUALITY ASSURANCE FOR THE CONDUCT OF A CLINICAL TRIAL（临床试验的质量保证）

13. CONSIDERATIONS FOR MULTICENTRE TRIALS（多中心试验的考虑因素）

WHO-GCP 的结构体系融合了临床试验各方职责和各操

作模块的内容，带有明显的 GMP 的结构风格，后来被中国 GCP 起草者完全借鉴。

WHO-GCP 发布以后，有了国际 GCP 标准作为参考，中国的 GCP 制定进程进入了快车道。1993 年，邀请国外专家来华，介绍国外 GCP 情况。1994 年，举办 GCP 研讨会，酝酿起草中国的 GCP。1995 年，成立了 GCP 起草五人小组（由**李家泰**、**诸骏仁**、**桑国卫**、**汪复**、**游凯**五位临床药理学家组成），并起草了四稿 GCP 初稿。1996 年，起草 GCP 第五稿。

1996 年，由代表世界制药最高水平的欧、美、日三方发起的国际人用药品注册技术协调会（International Conference On Harmonization，ICH）发布了第一版 ICH-GCP（E6 R1）。ICH-GCP 的基本框架和 WHO-GCP 有很大不同。核心结构是伦理委员会、研究者、申办者三方职责，把具体不同操作模块的相关规定都融入三方职责里面，这样显得更加清晰简洁。另外，ICH-GCP 对临床试验伦理基本原则和操作基本规范的规定更加全面而详细，迅速成为国际临床试验特别是国际多中心临床试验的公认标准。

1997 年，卫生部药政局领导人带领专家参加了在比利时召开的 ICH 第四次年会。回来后，专家组在总结前面几稿和参照 ICH-GCP 的基础上，起草了中国 GCP 第六稿和第七稿。三年增删，七易其稿，可谓呕心沥血。**1998 年 3 月，卫生部终于颁布了《药品临床试验管理规范》（试行）**。虽然是试行版，也不妨认为，1998 年是中国 GCP 的元年。

这版中国 GCP 和 WHO-GCP 的结构高度相似，内容上可以看成 WHO-GCP 的简化版，但是也有明显的中国特色。比如开展临床试验，需要"经过国家卫生行政部门药政管理机构批准""在卫生部指定的临床药理基地进行""研究者必须在合法医疗机构中具有行医资格""应在参加临床试验的单位或医疗机构内成立伦理委员会",以及"由研究者直接报告 SAE"等。这些规定具有鲜明的中国特色,在此后相当长时期内都是在中国开展临床试验的基本原则,考虑到当时临床试验能力非常薄弱的国情,是非常有必要的。

但试行版关于一些术语的翻译不够准确,不够成熟。比如把 GCP 的中文名翻译为"药品临床试验管理规范",没有"质量"二字,并且上市以前应该叫"药物",而不是"药品"。另外,把"monitor"翻译为"监视员",把"audit"翻译为"审核"等,也不够准确。这版 GCP 的一些表述也存在明显的错误。比如把《病历报告表》直接视为原始文件,这是不符合实际情况的。

三

1998 年,发生了一件对中国医药行业来说具有里程碑意义的大事:原卫生部药政局与原国家医药管理局合并成**国家药品监督管理局**(State Drug Administration,SDA),从此中国有了药监局,中国的"医"和"药"在监管层面分开了。

药监局成立后,对之前的一系列药品监管法律法规进行了重新修订。1999 年,药监局重新颁布了《新药审批办法》《新生物制品审批办法》《进口药品管理办法》《仿制药办法》《新药保护和技术转让的规定》等五个法规。**1999 年 9 月,药监局重新修订了《药物临床试验管理规范》试行版,并发布了《药品临床试验管理规范》正式版。这是中国第一个正式版 GCP。**

正式版 GCP 和之前的试行版相比,略有不同,小有进步。一些名词,做了修改,并沿用至今。比如将"核查"改为"稽查",

将"监视员"改为"监查员"。一些规定，提高了标准，比如伦理委员会会议记录保存期限由 3 年延长到了 5 年，试验资料和文件的保存期限由 2 年延长到了 5 年，应该说，这个规定已经超过了 WHO 和 ICH 的标准，并一直沿用到了 2020 年。

另外，正式版 GCP 把"遵守赫尔辛基伦理原则"从第二章"临床试验前的准备与必要条件"的第三条提前到第一条，提升了伦理保护的地位，但是位置还不够靠前，并且没有援引国际通行的《赫尔辛基宣言》的重要伦理原则，如明确指出受试者权益保护高于对试验的科学和社会价值的追求。

正式版 GCP 还首次提到了为受试者购买保险。但是提法是"对临床试验中发生与试验相关的损害或死亡的受试者提供保险"。这实际是一个矛盾的表述，为受试者购买保险应该在试验开始以前，而不是发生损害了才购买保险。虽然路漫漫其修远兮，但临床试验保险从此在中国有了一个法规的依据。

正式版 GCP 依然存在一些明显问题，仍然是一个过渡性质的不成熟的 GCP。而彼时已经有越来越多外企进入中国，他们把国际多中心临床试验带入了中国，也在中国发起了用于在中国注册上市的本土临床试验，他们按照国际 GCP 准则特别是 ICH-GCP 来进行操作，同时满足中国注册法规和 GCP 的要求。

与此同时，药监局在 1998 年成立之后，原来属于卫生部管辖的临床药理基地也开始进入过渡阶段。药监局从卫生部接手了药物临床试验的监管工作，对原卫生部临床药理基地进行了重新检定确认，并更名为"国家药品临床研究基地"，再确认后的基地总数为 132 个，共涉及 152 个医疗机构，专业科室总数达 560 个。

　　随着基地数量越来越多，如何加强入口管理，成为一个重要问题，以至于后来出现了对 21 世纪头 20 年的中国临床试验行业影响深远的"临床试验机构认定制"，此乃后话。

中国 GCP 五君子

一

2023 年 12 月 7 日，一生心系中国医药产业创新发展的桑国卫院士去世了。

我对桑院士最深的记忆是：他是 GCP 起草五人小组中的一位。1995 年，卫生部成立由五位临床药理专家（李家泰、诸骏仁、桑国卫、汪复和游凯）组成的起草小组，负责起草我国《药品临床试验管理规范》。这是我国 GCP 诞生的关键一步，这五位临床药理学家是中国 GCP 的奠基人。

当然，桑院士的贡献远不止于此。

桑国卫，1941 年 11 月出生于上海，祖籍浙江湖州。1958 年考入上海第一医学院（今复旦大学上海医学院）药学系药学专业，先后获得学士、硕士学位。桑国卫是 GCP 五人小组中的唯一一位药学家，药物研究贯穿了他的职业生涯始终。1966 年至 1991 年，他历任浙江省人民卫生实验院（浙江省医学科学院）药物研究所研究实习员、助理研究员，药物研究所兼计划生育研究所副研究员、所长、研究员。1979 年至 1981 年，在英国剑桥大学生理系、伦敦大学皇家医学院临床药理及甾体生化系进修。这是对于他未来从事临床药理学事业乃至参与 GCP 起草至关重要的经历。1999 年当选中国工程院院士。

自 20 世纪 70 年代起,桑院士就开始对长效甾体避孕药的药代动力学、种族差异及临床药理学进行了系统研究。最终带头研制成功的复方庚炔诺酮避孕针于 1993 年被选为我国基本药物,并在 1994 年被 WHO 推荐为两种最佳注射避孕药之一。

1991 年以后,桑院士从浙江省医学科学院副院长兼药物研究所、计划生育研究所所长,到国家药品监督管理局副局长、中国药品生物制品检定所所长、国家药典委员会秘书长;中国药学会理事长、国家"重大新药创制"重大专项技术总师。从农工党浙江省委员会副主委、主委,到中国农工民主党中央委员会主席,全国人民代表大会副委员长。作为药学家,他关注的层面不只在 GCP,还有中国整个医药产业的创新发展,他也从行政层面发挥了极大的推动作用。

桑国卫在我国 GLP 的起草和实施中也扮演了至关重要的角色。中国最初的 GLP 规范起草于 1991 年,在 1993 年颁布,并于 1994 年生效。1998 年,国家药品监督管理局成立后,根据国际 GLP 的发展和我国的实际情况,重新修订和颁布了 GLP,并于 1999 年施行。这个发展进程和 GCP 基本是同步的。

自 2008 年起,一直到 2020 年,桑国卫连续担任国家"重大新药创制""十一五""十二五""十三五"科技重大专项技术总师,为中国的新药创制伟业,推动建立了一批平台,培养了一批人才,产出了一批成果,为中国医药创新蓄积了宝贵的经验与能量。

桑院士曾说过:"推动我国医药创新是我一生的心愿,让中国成为医药创新强国是我终生的梦想。"

人的一生能做几件事情?一件足矣。

二

五人小组的另外四位都是医学家。有两位长期在北京工作，分别是北京医学院的李家泰和北京协和医院的游凯。

李家泰，女，1930年12月出生，浙江宁波人。1955年毕业于浙江医学院医学系内科专业，中国临床药理事业的创始人和开拓者。她是北京大学临床药理研究所（当时名为北京医学院临床药理研究所，是中国第一个临床药理研究所）第一任所长。中国药理学会临床药理专业委员会首任主任委员，《中国临床药理学杂志》首任主编，国家药品审评委员会西药分会首届主任委员。

1992年，李家泰教授就在《中国临床药理学杂志》向国内学术界介绍国外GCP的基本内容，并断言中国实施GCP"势在必行"。1995年，李家泰作为GCP起草五人小组之一，在中国GCP诞生中扮演了重要角色。

李家泰也为中国的GCP和临床药理学普及做出了重要的贡献。北京大学临床药理研究所在1983年就成为卫生部全国首批三个临床药理培训中心之一，40年来，培训了数以万计的全国临床药理专业人员。现汕头大学医学院第一附属医院机构副主任、Ⅰ期病房主任刘亚利，在1996年（当时她在湖南省肿瘤医院工作）被单位派到北京，参加了北京大学临床药理研究所组织的全国临床药理培训。她回忆道，为期3个月的培训，包括李家泰教授在内的全国各领域的顶尖临床专家和临床药理学专家来讲课，所有学员就像海绵吸水一样废寝忘食地学习。这些学员很多后来都成为各临床研究机构的管理者和主要研究者。刘亚利回去后，也参与创建了湖南省肿瘤医院的临床药理基地。

另一位北京的专家是**游凯**。男，1933 年，福建长汀人，1951 年至 1956 年，就读于北京医学院医学系。毕业后，留学波兰，在波兰华沙医学院第二内科临床医院致力于动脉粥样硬化、血脂与冠心病领域的研究，1960 年获医学博士学位。1973 年于北京协和医院内科心肾组、心内科工作，先后任主治医师、副研究员、主任医师、教授。1984 年至 1985 年，在英国伦敦大学皇家医学研究生院临床药理科进修。回国后负责中国协和医科大学（现北京协和医学院）临床药理学教学，并长期从事心血管病临床工作，作为研究者参与了多项心血管领域国际多中心临床试验，是我国著名的临床药理学家和心内科专家。

五人小组中的另外两位专家都毕业于上海第一医学院（现复旦大学上海医学院），毕业后长期在上海第一医学院两大附属医院工作。一位是复旦大学附属华山医院的汪复教授，一位是复旦大学附属中山医院的诸骏仁教授。

汪复，1931 年生，江苏省吴县人，1949 年至 1953 年就读于上海第一医学院医学系本科。1956 年考取我国感染病学科创始人戴自英教授的副博士研究生（当时仿苏联教育体制设置的学位），1958 年毕业后成为华山医院传染科医师。此后直到退休，她的整个职业生涯都在复旦大学附属华山医院从事抗感染临床与科研工作。曾任复旦大学附属华山医院感染科主任，上海医科大学抗生素研究所所长、卫生部抗感染药临床药理重点实验室主任、国家抗感染药临床试验研究中心主任等职。1980 年 4 月至 10 月，作为世界卫生组织访问学者在英国诺丁汉大学皇后医学中心进修抗生素临床药理。

1963 年，国家在华山医院成立"抗菌素临床应用研究室"，对我国第一批自主研发的抗菌新药进行临床评价。汪复被委以抗菌素临床应用研究室副主任的重任。从此走上了抗菌素临床药理学研究的道路。汪复教授在国内率先建立了系统的抗菌药物药效学、人体药物代谢动力学、临床研究的试验和评价方法，并完成了苯唑青霉素等十余种国内第一批自主研发的抗菌新药的临床评价。汪复也因此成为我国抗菌药临床药理学研究领域的开拓者之一。

20世纪90年代初，随着中外合作的开展，复旦大学附属华山医院作为国家抗感染新药临床试验研究中心，汪教授担任负责人，主持开展了多个抗菌新药国际多中心临床试验，并多次接受美国、英国和日本的稽查，均获通过。在推动我国临床试验操作和国际GCP标准接轨方面，汪复教授和当时的华山医院，是走在全国前列的，为中国的GCP诞生奠定了实践基础。

另一位上海专家是我国著名临床药理学家和心血管病专家，诸骏仁教授。

诸骏仁，1931年出生于江苏无锡。在抗日战争初期，全家四人五个月内辗转多地，从无锡、镇江、武汉、广州、香港，最后到上海租界谋生。1953年9月，诸骏仁从上海第一医学院医学本科毕业。1959年10月，诸骏仁又于上海第一医学院内科研究生毕业，并留校担任上海第一医学院附属中山医院内科主治医师。此后，他职业生涯就一直在中山医院内科工作，历任内科教研组讲师、心内科副主任、内科教研组副主任、内科教研室主任、内科教研室及临床药理研究室主任、大内科主任、国家新药（心血管）临床试验研究中心主任等。

诸教授也是最早致力于推动我国药物临床试验与国际接

轨的专家之一。他的英语水平高,交流能力强,承接的国际多中心临床试验项目很多。据当时在外资企业和诸教授有过合作的国内资深 GCP 专家孙晓春回忆,诸教授"很智慧,爱学习,很率真,也很严格"。

1992 年,在 WHO-GCP 的定稿会上,诸教授是唯一一位来自中国的咨询专家。1995 年,作为起草中国 GCP 五人小组成员,他负责起草及主译国外 GCP,扮演了至关重要的角色。因此,有人称他为"中国 GCP 之父"。

2020 年 8 月 20 日,诸骏仁教授逝世,享年 89 岁。他生前对年轻一代医生和科研工作者的寄语是:"扎实做好专业,认真做好学问,学会与人沟通,提高为人修养"。

斯人已去,风范长存。

三

最后,我们来总结一下,为什么由这五位专家起草 GCP。

五位专家都来自当时中国最顶尖的医学院:上海第一医学院(今复旦大学上海医学院)、北京医学院(今北京大学医学部)、协和医院(今北京协和医学院)。其中四位是医学家,一位是药学家。

他们在各自的专业领域都有很深的学术造诣。其中有两位医学家从事抗感染临床药理领域的工作。在当时的中国,感染性疾病无疑是对国人威胁最大的一类疾病,所以也是中国临床药理学发展的优先领域。另外两位医学家则从事内科学中非常重要的心血管疾病领域的工作。

他们中的多位在 20 世纪 80 年代初出国进修过临床药理学。成为中国最早的一批临床药理学家,并且英语较好,有国际视野，最早开始关注国外 GCP。

也正是如此，他们最早在自己单位的临床试验实践中践行了 GCP 理念和规范。到了 20 世纪 90 年代初，他们也就理所当然地成为外资企业在中国开展临床试验的主要研究者和合作对象，积累起了国际 GCP 标准的实践经验。最终，他们不负众望，起草了中国 GCP 草案。

他们不但起草了中国 GCP，还为 GCP 在中国的传播和普及做了大量工作，李家泰教授和诸骏仁教授在 20 世纪 90 年代写的介绍国外 GCP 的文章，至今读起来仍觉得水平很高，并不过时。他们培训了一代又一代的临床药理从业者，这些从业者今天遍布全国各临床试验机构，成为临床研究领域的中流砥柱。

所以，历史选择了他们，他们创造了历史，为后人开辟了道路。

2023 年 12 月，我在青岛大学附属医院临床试验中心拜访曹玉教授的时候，他对我说："你如果要写《中国临床试验简史》，应该从中国 GCP 起草五人小组写起。"曹教授的建议令我醍醐灌顶。中国临床试验的历史，在 GCP 起草五人小组成立时，才真正开始。

在此之前，皆为序章。

最早的监查员

一

1994年，赵戡女士回到中国。

在此之前，她被公派出国留学，并在瑞士山德士（Sandoz）制药公司（后称"山德士公司"）药物安全评价中心完成了博士后工作。当时的山德士公司研发部总裁魏思乐博士认为，中国的疾病谱丰富，患者库庞大，开展临床试验的潜力很大。因此，具有中西方双语背景的赵戡女士，自然成了山德士公司在中国开展临床试验项目的理想人选。

在中国进行短期的调研以后，赵戡获得了当时药品监管部门的大力支持。很快，山德士公司交给了她第一个临床试验项目：治疗趾间足癣药物——特比萘芬的随机、双盲、对照临床试验。

当时山德士公司在中国大陆还没有专门的临床试验团队，中国（除台湾地区外）也没有具备GCP资质的临床试验监查员（Monitor），这个职业后来也被称为 clinical research associatie，CRA。最终，山德士公司通过猎头在台湾找到一位名叫陈慧书的CRA来协助赵戡女士完成这个项目，陈慧书又从山德士公司在中国大陆的销售团队中找到一位有皮肤科医学专业背景的医药销售人员协助她，这位女士叫王宋宋，她可能是中国大陆最早的严格意义上的CRA。

项目团队建立起来后，山德士公司安排她们去欧洲接受了规范的GCP培训。回国后，她们选择与当时北京医科大学第一附属医院皮肤科合作，项目负责人（principal investigator, PI）是朱学俊教授。最终在10个月左右完成了500多名受试者入组。这是什么概念呢？这个项目同期在德国开展，共40家医院及诊所参加，在同样的时间里，也只入组了同样多的受试者。这是怎么做到的呢？中国的研究者联系了北京附近的一个部队，直接招募部队战士参加。

那时候，操作中遇到的困难很多。比如，医院当时没有伦理委员会，只好借助北京大学的医学伦理委员会解决伦理审查问题；患者不理解，医院免费看病、给药，为什么他们还要签"知情同意书"；研究者为了保证受试者归还试验用药品，甚至收取押金。

尽管如此，这个项目在1996年结束时，总部对中国团队的表现非常满意，不仅入组速度快，质量也很好。因为不是英语母语国家，研究者在填写病例报告表时，字母写得工工整整，回复及时认真。王宋宋后来回忆说："这个项目一做就是两年，就我们两个CRA（陈慧书和她）负责500多个受试者。通过这个项目，我慢慢了解了临床试验的方方面面。"

1997年，山德士公司和汽巴-嘉基公司合并，诞生了今天全球闻名的诺华制药（Novartis）。汽巴-嘉基公司正是前文提到的与中国合作开拓青蒿素出口的公司。回头来看，诺华制药和中国的临床试验缘分很深。

后来，赵戬女士担任了诺华制药在中国的临床和医学负责人，与中国的很多研究机构和研究者合作，开展了很多临床研究。比如 1997 年,诺华制药在中国开展了一项著名的国际多中心临床试验——缬沙坦抗高血压长期使用评估(Valsartan Antihypertensive Long-term Use Evaluation,VALUE)。这项试验,中国参与的 10 家医院创造了 6 年受试者脱落率为 0 的奇迹。原因很简单,国外多是社区医生在做试验,而中国是由最顶尖的医院、最顶尖的科室、最顶尖的专家参加,是真正的"国家队"。

这个项目的中国协调员(National Coordinator)正是诸骏仁教授。赵戬还记得在试验期间,诸教授亲力亲为、认真细致和一丝不苟的行为。她说:"当年还没有临床协调员(CRC),他会亲自查阅临床试验观察表格,与当时的 CRA 沟通每一个细节。"最终这项长达 6 年的国际多中心临床试验在诸教授的带领下,中国团队取得了出色成绩,以至于诺华将 VALUE 试验的 Steering Committee Meeting(所有参加试验国家的主要研究者会议)放到了中国。

王宋宋回忆起 20 世纪 90 年代国内的临床试验环境说:"当时医院的人特别有劲头,我们也一样,团队特别和谐,大家都特别想把事情做好,都有一种为国争光的劲头。"她后来在诺华制药一直做到临床试验经理,还负责了诺华制药治疗慢性髓性白血病的"格列卫"(甲磺酸伊马替尼片)在中国的注册临床试验。

二

1981 年,FDA 在针对研究者的法规 *21 CFR Part 312* 里首次提到了"Monitor",将其作为对临床试验进行监查的职业名称。此后,各国的 GCP 包括 WHO-GCP 都明确了 Monitor

的定义和职责。但是中国直到1998年才发布了GCP试行版,当时翻译为"监视员"。中国第一批经过规范GCP培训的监查员,都是随着外资企业进入中国,并在中国开展临床试验而出现的。

许俊才,1987年毕业于上海医科大学。流行病学研究生毕业后,在上海药物研究所从事了两年毒理研究,1994年开始在苏州普强[美国普强(Upjohn)公司与苏州第四制药厂合资组建在中国的第一家合资企业]工作。他被公司派到美国去学习药物研发及临床试验过程,接受了美国FDA的GCP培训,并在当地同事带领下,现场观摩了怎么做监查和稽查。回国后,他开始从事临床试验监查员,也是中国最早的监查员之一。他曾经和桑国卫院士合作开展过计划生育产品临床试验。许俊才后来经过多个国内外公司历练,曾经担任上海医药临床研究中心副主任,并创立了上海杰医科技有限公司。退休以后,他一直热衷于科学临床试验方法的普及。这是一位颇有师者风范和学者风骨的企业从业者。著有《Hold住梦想,创业上海滩》一书,讲述了他自己的成长、工作和创业史。

李宾,1991年至1997年在北京当外科医生。1997年,他从朋友处得知监查员职业,于是他也从医院出来,加入了西安杨森制药有限公司医学部,月薪一下就涨到了3600元。2000年,他去了新加坡,加入了一家名为百汇鹰阁的合同研究组织(contract research organization,CRO),在那里接受了规范的GCP培训。2001年,他回到中国后,开拓了百汇鹰阁在中国的业务。李宾也非常热衷于通过网络平台发表临床试验行业和专业分析文章,参与各种场合讲座,分享他关于临床试验专业的认知。

这些中国监查员的先行者们素质非常高，也赶上了属于他们的时代。他们都接受过非常好的医学教育，英语水平良好，并且很多还具有临床医学背景。他们进入外企做监查员，待遇好，接受了规范的 GCP 培训，按照规范的 SOP 操作。而且因为当时外企的产品好、项目好，让他们一开始就有机会和中国最好的医院、最好的专家合作。在这个过程中，他们积累了丰富的经验和资源，时至今日依然是这个行业的翘楚。

当时的中国研究者，非常积极和认真，他们渴望接受国际新鲜事物和先进经验，另外，相对于国内紧缺的科研经费而言，外资项目的经费也较为可观。当然，当时的研究者们更在乎的还是参与国际合作的机会。所以那时候监查员的工作并不难做，也很受医院重视。因为研究者配合度高，试验质量也比较好，国外总部的稽查反馈评价很高，几位最早的监查员谈及那个时代，都充满了美好的回忆。

另外，当时的中国还没有 GCP，即使 1998 年有了 GCP，普及性也不高。早期的研究者虽然在各自的临床专业领域都是学术权威，但是对临床试验和 GCP 并不太懂，GCP 意识也不强。李宾回忆道，当时给研究者培训签署 ICF 都需要很大的耐心，他们觉得这很困难，很难得到患者的理解和配合。在当时，很多研究机构和伦理委员会的建设和经验也不成熟，SOP 不完善甚至没有，还需要这些监查员去协助完善。正是在这样的合作中，逐渐建立起他们的 GCP 意识和临床试验经验，监查员也以自己的专业素质和职业精神获得了研究者的尊重。李宾欣慰地说。现在有当时合作过的专家见到他，还对他说："李老师，当年是你教会了我做临床试验啊！"

这些中国最早的监查员们事实上扮演了 GCP 的传播者和

临床试验规范操作的践行者的角色。赵戬在1997年与陈慧书合著了国内第一本临床试验规范化操作手册——《临床医生GCP指南》。后来，赵戬又笔耕不辍，连续出版了一系列关于GCP和临床试验操作实践的书籍，为行业的发展做出了很大贡献。

<h1 style="text-align:center">三</h1>

20世纪90年代，外资药企大规模进入中国市场，把医药代表这个职业也带入了中国。在外资企业里，医药代表主要是向医生传递产品的核心信息、疾病领域的最新进展，收集医生对自己所负责品种的信息反馈。推广的药品以国外原研药为主，疗效好，学术价值高。从业人员都具有医学专业背景，很多还是名校出身，在当时是很受医院和医生欢迎的职业。

20世纪90年代中期以后，大量中国本土药企开始成长起来，纷纷加入药品市场竞争的行列，也开始组建医药代表团队。但是他们发现要像外资企业那样做学术推广基本上不可能。一方面，当时国内药企的产品多为仿制药，本身就缺乏学术基础。另一方面，以内资企业当时的条件，也无法聘请到足够多的具有医学背景的人才担任医药代表。在市场竞争的压力下，内资企业的医药代表走了"带金销售"的道路。迫于竞争的压力，外企也不得不跟进。

和医药代表职业引入中国一样，监查员职业在90年代初进入中国后，也演变出了两条发展路径。外企监查员仅代表了其中一条，他们做的项目科学价值高，药品质量高，选择与中国最好的医院和最好的专家合作，严格按照GCP规范和外企的SOP开展临床试验，工作待遇好，能带来成就感。

　　但是国内企业就不一样了。一方面,国内企业以仿制药为主,他们更习惯把临床试验叫"临床验证"。按照当时对仿制药"严进宽出"的导向,企业觉得严格监查试验质量没有必要。另一方面,那时候临床试验基地的管理者和研究者的 GCP 意识和临床试验经验都很欠缺。所谓的临床验证最后往往变成"为了验证而验证的走过场",甚至编造数据的现象也屡见不鲜。

　　不规范的地方就更多了。北京大学第一医院的朱学骏教授回忆起 1991 年他第一次参加临床试验的情景:"当时是为国内一家药厂做的试验,观察表也很简单,总结报告都是手写的,然后由厂家统一打印。当时患者的知情同意都是口头的,还没有书面的。"另外,研究者文件管理也很不规范,李宾回忆道:"有的研究者不妥善保管,经常发生文件夹丢失,甚至还有监查员把研究者文件夹抱回办公室保存。"

　　和医药销售类似,临床试验领域的理想情怀和现实困境的共存,外资 CRA 和内资 CRA 的差异,本质上都是因为当时中国的医药产业和发达国家的差异导致的。这种差异将长期存在,伴随着中国医药行业整个 20 世纪 90 年代和 21 世纪初。它们之间互相不是平行线,因为都在一个生态圈里共生共存,不能不互相影响。随着中国经济的发展,医药行业的转型,从业人员水平的提高,监管法规的完善,正如医药代表职业一样,两种监查员职业路线之间也在不断地交融,最终逐渐汇流,形成"同一个 GCP,同一个操作标准"。

　　赵戬目前仍然战斗在国内药物研发和临床开发一线。她说:"从仿制,到跟随,到引领,我相信,最终中国的研究者一定会引领世界。中国的新药一定会造福全世界"。拉长时间的维度来看中国临床试验 40 年,这是主旋律。

昆泰进入中国

一

1995 年,张丹从美国宾夕法尼亚大学沃顿商学院毕业的时候,拿到了好几份录用通知书,包括礼来(Eli Lilly)、默克(Merck)等跨国制药公司。有一份录用通知书比较特别,来自一家叫昆泰(Quintiles)的专门做临床试验服务的 CRO。这是他第一次听到"CRO"这个名词。

张丹是在北京协和医学院读书的时候接触到临床试验的。那是在 1988 年,也是他在协和的第八年。这一年,他到了妇产科实习。当时妇产科的乌毓明教授正在牵头做一个计划生育产品的全国多中心临床试验,这个试验正是桑国卫院士亲自设计的。当时中国的计划生育领域临床研究因为样本量大、参与中心多,往往能在国际主流杂志上发表高水平学术论文。作为实习生,张丹参与了这个试验的受试者筛选和入组工作,那是他的临床试验初体验。当时他还不懂什么叫临床试验质量管理规范(GCP),也不懂临床试验方法学,只知道按照研究方案的入选和排除标准严格筛选患者。

1989 年,张丹获得医学博士学位,随后就去了美国,进入哈佛大学公共卫生学院学习流行病学。在那里,他接受了专业的统计学训练,接触到了临床试验方法学,并参与了公共卫生领域临床试验设计。在这一段经历里,张丹认识到了统计学的重要性,知道了如何用统计学方法来设计临床研究。对临床试验在设计层面有了更深的认识。

从哈佛毕业之后,张丹又去了宾夕法尼亚大学沃顿商学院攻读公共卫生管理硕士,因为他的医学出身,又学过流行病学与统计学,所以就开始跟着教授一起做药物经济学搭载临床试验的设计。他记得当时参与设计过一个计划生育产品的药物经济学临床试验。说来也巧,正好这个产品由普强制药生产,这个试验在中国进行。前文里提到过,当时在苏州普强制药担任监查员,后来担任医学经理的许俊才先生正好参与了这个项目。许俊才回忆道,那时候,普强的计划生育产品与计划生育研究所合作,因此有机会和桑国卫院士有近距离接触,亲身感受到他对试验的严谨要求。而张丹作为专家,当时还给他们讲过药物经济学。

医学、流行病学、经济学与管理学的复合积累,为张丹后来的职业生涯奠定了坚实的基础,也决定了他未来的职业走向是投身产业界。从宾夕法尼亚大学沃尔顿商学院毕业的时候,面对多家跨国药企的橄榄枝,张丹最终选择了昆泰,选择了一个他之前从未听说的领域:CRO。

关于为什么选择到一家 CRO,而不是那些世界闻名的跨国药企。**张丹回忆道,当时吸引他去昆泰工作的唯一原因就是可以跟它的创始人丹尼斯·吉林斯(Dennis Gillings)一起工作。**

二

20 世纪 80 年代初,随着美国制药业的蓬勃发展和监管法规的日益复杂，药企开始把非核心研发业务外包给专业技术服务方。在临床试验领域，首先涉及统计设计和数据分析部分业务的外包。因为这部分业务的专业性，他们首先找到高校的教授们合作。

丹尼斯·吉林斯，美国北卡罗来纳大学教堂山分校的统计学教授。1974年，赫斯特（Hoechst）制药公司（现已被赛诺菲收购）找到了他，请他帮助分析一款糖尿病药品的毒理作用。作为每天和数据打交道的统计学教授，这对他来说易如反掌。从此以后，丹尼斯开始承接更多类似的来自药企的数据分析工作。

在帮助药企的过程中，他发现许多制药企业的临床试验设计有各种缺陷，而自己的专业可以帮他们实现研究设计的最优化。张丹提到丹尼斯的一个成功的案例。早年德国拜耳集团（Bayer）在美国的分支公司向FDA申请了一个新药，被FDA以疗效不足驳回。后来丹尼斯重新分析了他们的试验数据，发现了基线不均衡的问题，他应用统计学方法把这个不均衡矫正之后，证明了试验结果是阳性的。重新分析之后的结果得到了FDA的认可，最终FDA批准了这个新药，丹尼斯因此声名大噪。

起初，丹尼斯并没有想到成立一家公司。他向学校申请成立一个研究所来支持制药行业的临床开发，结果被校董会拒绝。校董会并不认为这是一个值得投入精力的工作方向。

1982年，丹尼斯从学校离开，正式成立昆泰（Quintiles Transnational），一家为制药企业提供临床试验方案设计、数据处理、统计分析的CRO。当时谁也不会想到，这家微型的CRO将在之后的40年间迅速扩张，发展成为拥有超过6万名员工,遍布100多个国家的全球最大的生物制药服务跨国集团公司。

随着跨国药企诉求在多国上市药品,20世纪80年代,临床试验迅速走向全球化,CRO也开始追随着跨国药企的步伐走向国际化,一批跨国巨型CRO涌现出来。在这一国际化进程中,昆泰公司一直是领跑者。昆泰公司很早就意识到要靠两条腿走路,一方面,依靠内生发展驱动,在全球建立分支机构,建设当地本土团队;另一方面,通过并购关联业务企业(比如医药咨询、数据处理、注册法规、销售服务等),实现全产业链布局,以及并购各当地国本土CRO,实现全球布局。

这样大规模持续性的扩张离不开资本的支持,所以上市融资成为必然选择。在张丹加入昆泰公司的时候,公司已经发展到1000人左右,正在准备上市。

加入昆泰后,张丹的第一个任务就是参与公司整合刚刚并购过来的一家专门负责药物经济学的咨询公司,这也符合他在宾夕法尼亚大学沃顿商学院所学的专业。他还记得他承担的第一个项目是GSK关于偏头痛的药物经济学临床试验设计。

工作了不到半年。一个风和日丽的上午,丹尼斯把他叫到办公室,对他说:"张丹博士,你来自中国,是临床医学博士,又在哈佛大学读过公共卫生,还在宾夕法尼亚大学沃顿商学院学过工商管理。现在,我们想进入中国市场,你是否愿意成为我们进入中国市场的第一人。"张丹后来回忆道,在当时,整个昆泰公司有他这样复合背景的人实属罕见,尤其是来自中国的,大概他是唯一的一个,这可能是丹尼斯选择他的原因。而他觉得这是一项很有挑战性的工作,也是一个难得的机会,可以不经过亚太区,直接向昆泰公司的老板汇报,在中国独立开展开创性的工作。

张丹决定接受这个工作，这也是影响他一生的一个重要决定。

三

1995 年，张丹回到了中国，在北京建立了昆泰中国办事处。他的任务很明确，代表昆泰开拓中国市场。摆在他面前的，有三大挑战。

第一个挑战是，当时的中国还没有 GCP，更缺乏规范开展临床试验的土壤。所以昆泰入驻中国的第一步，不是开展项目，而是在国内做培训。张丹把昆泰的首席医学官——一个阿根廷人——请到中国来，和他一起进行了为期两周的国内GCP"巡演"，从南方的广州一路讲到了北方的哈尔滨，吸引了不少当地卫生系统的干部参加，他们表现出了对开展国外临床试验的强烈兴趣。

"巡演"结束之后，昆泰决定，出资 50 万美元，与中国医学科学院＆北京协和医学院合作，发起"昆泰学者计划"，支持培养中高层干部，了解国际药物开发准则和临床试验规范，同时了解生物医药和大健康的管理。这个项目执行了 5 年，大批卫生系统和药监系统的干部都参加过培训，他们中很多人后来成为国家和地方重要的药品监管管理者和专业人才。作为项目执行人，张丹回忆道，回过头看，这个项目对中国系统的接触国外的 GCP，以及临床试验管理，起到了一定启蒙作用。

通过开展 GCP"巡演"和"昆泰学者计划"，在中国逐渐培育出 GCP 的土壤，建立了昆泰的专业形象。1997 年，张丹在上海正式注册成立了昆泰在中国的分公司，开始招兵买马准备开展业务。这时候,**他遇到了第二个挑战:人才在哪里?**

当时国内缺乏有经验的临床试验人才。张丹能想到的办法只有两个。第一个来源是内部调用。他向总部申请,从昆泰的日本办公室调来了一位从中国赴日本工作,并且已经成为中层管理者的华人。这位华人后来不负所望,将他在日本做临床试验的一整套规范管理体系带到了中国,成了张丹的一名得力干将。

第二个来源是外部招人。当时,国内最早的一批 CRA 都在早期进入中国的几家头部外企里面,昆泰中国的第一个和第二个 CRA 都是从罗氏中国招来的。为什么这些人愿意离开稳定的跨国外企,加入一个刚开张的 CRO 呢?张丹承诺他们,只要到昆泰来,不仅待遇不会降低,还能接触更多项目,成长得更快。这样逐渐建立起了最早的 CRA 团队。

支持部门也很重要。公司的财务管理、培训体系、商务拓展,以及临床操作的中高层管理者等人才,都是张丹从公司的日本办公室、澳大利亚办公室、美国办公室,以及跨国药企的国内分支千辛万苦找来的。正是这一批昆泰中国最早的员工,后来为中国临床 CRO 管理树立了标杆。

当然,人才并不是来自外国的就是最好的。在某些领域,懂中国的人才尤其重要。张丹反复提到他的一个观点:"懂中文不等于懂中国"。一开始他就很注意发掘既有国际化背景,又懂中国文化的人才,特别是懂中国的注册审批法规和卫生管理系统的人才。其实这也是 GCP 的基本要求。ICH-GCP 基本原则头一条,就是要求"临床试验要遵守《赫尔辛基宣言》、GCP 以及当地国家的适用法律法规",不懂中国,怎么行呢?因此,张丹又从卫生系统内找来在美国任职过教授的人才担任公司的首席代表，从西安杨森找来对国内注册申报业务熟稔的人才从事注册事务等。为昆泰在中国的临床试验和注册业务顺利开展提供了人才保障。

有了人才之后，**张丹面临的第三个挑战是，做什么项目？**

20世纪90年代，中国的药企主要做仿制药研发，并不需要做大规模临床试验，也无法接受昆泰的国际化操作规范和价格体系。所以昆泰从他们那里承接项目是不太现实的。昆泰中国迅速确定了自己的定位：承接跨国药企的国际多中心临床试验，帮助他们在中国招募患者，开展临床试验。

张丹回忆道，当时做得最早的一个项目，是风湿性关节炎和骨关节炎的国际多中心试验。这个项目全球共入组了几千例，中国贡献了700例。牵头机构是北京协和医院。通过行之有效的国际标准操作经验，并结合中国国情，很快就达到了招募目标。为了让更多的国际客户把临床试验放到中国来做，张丹跟公司的全球商务拓展（business development，BD）一起去见客户、谈项目，并和当时的国家药监系统建立良好的沟通关系，促进项目顺利实施，慢慢把业务做了起来。

昆泰入驻中国是中国临床试验发展历史上一个重要事件。在较早进入中国的外资CRO里，昆泰可以说是做得比较成功的，有两点经验很重要。

第一点是国际化的管理体系和操作规范。昆泰进入中国后，带来了当时中国还很缺乏的国际先进管理模式和临床试验操作规范，建立了CRO运营的一整套专业化团队，包括项目管理、财务管理、培训系统等，为它承接跨国公司国际多中心临床试验项目，在当时中国临床试验生态不健全的国情下，确保和全球保持标准同步打下了基础。

第二点是中国化的运营团队和专业队伍。无论多么高大上的理论和经验,如果不能适应中国的土壤,就不可能在中国生根发芽。映射到临床试验行业,更是一个朴实的道理。没有懂中国的人才,就不可能把中国的临床试验项目顺利地开展起来,更遑论事业的发展。

国际先进的管理体系和操作规范,加上适应中国本土的人才和运营,这就是昆泰进入中国的兵法,也是在 20 世纪 90 年代,从中国众多领域里脱颖而出的兵法。从长远的角度看,国际管理体系的引入和本土化人才的培养,也是昆泰对中国临床试验行业做出的最大贡献。

"伟哥"临床试验和第一家中国本土CRO

一

1998年的时候,有一首流行歌曲叫《最近比较烦》,是李宗盛的作品。当时还在读高中的我并不能理解歌词的内涵。后来知道这首歌写出了一个中年男人生活和工作中的各种困境和无力感。

里面有一句歌词:"我遍寻不着那蓝色的小药丸"。这"蓝色小药丸"正是美国辉瑞公司生产的治疗男性性功能障碍的万艾可(Viagra),学名西地那非,在中国俗称"伟哥",但是辉瑞公司其实从来都没有拥有过"伟哥"的商标权,这是另一桩世纪公案。

西地那非原本被开发用于治疗心血管疾病,效果欠佳。后来改为治疗男性性功能障碍,在美国完成Ⅰ期和Ⅱ期临床后,于1998年上市。一上市便在世界掀起"狂飙"。如此受欢迎的好药,辉瑞当然希望在全球推广,于是在多个国家同步发起Ⅲ期临床试验,亚洲主要选择了日本和中国参加。选择中国前,他们向国内药监局咨询过,按照中国的法规,只要全球多中心试验纳入了中国的病例,并且达到了Ⅲ期试验的最低样本量要求,是可以在中国申请注册上市的。

1998年9月,"伟哥"的中国临床试验在北京、上海、武汉三地共 7 家医院同时启动,参与的医院都是国内学术和临床水平一流的大医院:北京医科大学第一医院(现北京大学第一医院)、协和医院、北京医科大学人民医院、北京医科大学第三医院、上海仁济医院、上海市第九人民医院及湖北医科大学附属医院。主持试验的是由北医大泌尿外科研究所所长郭应禄教授牵头的一批国内在泌尿学科领域最负盛名的专家:郭应禄、薛兆英、朱积川、潘天明、徐峰极、曹坚,声势不可谓不浩大。

这是一个严格的随机双盲安慰剂对照临床试验。2/3 的受试者服用"伟哥",其他人服用安慰剂。用药剂量从 50mg 开始,根据安全性和疗效,在 25mg、50mg 和 100mg 之间调整。试验评价指标是一个由 15 个问题组成的国际性功能评价量表。按志愿者对每个问题的满意程度分为五级,分值越高,表明受试效果越好。作为一个主要依靠主观量表作为评价指标的试验,安慰剂效应的排除对于疗效的确证至关重要。

试验最后纳入了 628 名受试者。这个试验当时在中国意外地大受欢迎,轰动一时。《羊城晚报》报道了试验期间的一些趣闻:"据参与试验的一位泌尿科医生反映,试验开始后,就有一批志愿者挤在试验点门口,要求参加试验。医生告诉他们不符合试验条件,婉言谢绝,可他们就是不相信。""直到招募结束,许多负责试验的泌尿科医生家里的电话总是响个不停,多半是要求参加试验的。""一位 60 来岁的老太太等在中医男科门诊室的外头,医生奇怪地问:"您来这里干什么? 这是男科。"那位老太太则告诉医生:"没错,我是替我家老头子来领药的。"

试验结果显示。"伟哥"组总有效率为 81%,而安慰剂组为 40%;"伟哥"组对性生活的改善率为 89.2%,而安慰剂组为 37.4%。结果表明,治疗组的疗效是明显的。当然安慰剂效应也不低，这应该和相当部分男性的性功能障碍是心理性的有关系。

安全性是大家关注的另一个焦点，因为在美国曾出现过服用西地那非后死亡案例，但是否和药物有关，并没有定论。幸运的是，中国的试验结果没有出现死亡等严重不良事件。仅出现少许轻度和短暂的不良事件，不需要任何处理即可恢复，没有受试者因此而中断试验。

因此，研究者的研究结论是，"在中国完成的多中心、双盲、随机、安慰剂平行对照、剂量可调整的临床研究证明，口服25mg、50mg 或 100mg 西地那非对于各种病因的勃起功能障碍（俗称"阳痿"）患者，都是一种有效和安全的治疗方法"。至今这三个剂量也是万艾可的推荐剂量。

辉瑞当时在中国的第一任医学总监，也是负责"伟哥"中国临床试验的蔡学钧在多年以后回忆道，回国之前，他对在中国开展如此重要的国际多中心临床试验心里没底。没想到当时的中国临床药理基地虽然不多，但是个个都是"国家队"，研究者非常权威而且认真负责，因此"伟哥"试验在中国入组快、患者多、数据质量好，试验结果与其他中心完全一致。数据不仅用于向中国申报新药注册，还被总部用于递交美国 FDA 申报。

最终，万艾可于 2000 年 7 月在中国上市。之后在中国各地药店经常出现以下场景：药店门口挂个牌子，上面写着"万艾可已到货"。

鲜为人知的是，当时承担这个重要试验的临床监查任务的 CRO，是一家叫凯维斯（KendleWits）的中国本土 CRO，创始人是谢燕彬女士。

二

20 世纪 90 年代初,谢燕彬女士还是北京朝阳医院的一名
医生,1992 年,她被公派到瑞典、芬兰做访问学者。在瑞典的
医院学习心内科疾病治疗和康复治疗,并在那里接触到了临床
试验。当时医院里已经有研究者和 CRC(研究者聘请的)这样
的角色,并且有药企的 CRA 出现,谢燕彬看到国外的新药临
床试验流程和产业已经比较规范,比较成熟。

回国以后,谢燕彬发现国内一批科研院所的生物技术创新
制药在成果转化过程中,需要做临床试验,而当时国内还没有
能够提供规范化临床试验服务的机构。因为有过北欧临床试
验行业的体验,她就想创办一家为国内药企提供创新药临床试
验专业技术服务的公司。1996 年,她成立了中国第一家 CRO
公司:汇思特科技有限责任公司(凯维斯的前身)。

但是 CRO 在当时的中国完全是个新事物,该怎么管理,
怎么运营,怎么开展规范的临床试验,谢燕彬也没有经验,她想
学习国外成熟的经验。正在这个时候,她得知美国 Kendle 公
司(当时美国一家比较大的临床 CRO)正想打入中国市场。通
过朋友牵线,加之对方对合作的态度非常积极,三天内就决定
飞到中国洽谈。谢燕彬回忆道,也就是喝一杯咖啡的时间,双
方就敲定了合作方案:汇思特和 Kendle 各出资 50%,组成合
资公司。就这样,1997 年,北京凯维斯医药科技有限公司,正
式诞生了。

在谢燕彬看来,与外资 CRO 的合作带给凯维斯的帮助是
很明显的。

首先是规范的培训。这也是凯维斯当时最需要的支持。

Kendle有成熟的网上培训系统。凯维斯的每一位员工都拥有一个独立账号，可以登录到"Kendle网上学院"（Kendle College），这是一个完善的网上大学培训，各个职位的员工必须用3~6个月的时间通过专业培训测试，才能获得执业资格。

然后是项目的合作与实践的锻炼。Kendle当时是辉瑞的主要合作CRO之一。当辉瑞要把"伟哥"拿到中国来做试验的时候，正是Kendle促成了凯维斯作为这个项目监查方的合作机会。

这次合作对凯维斯的发展具有里程碑的意义。时任辉瑞中国医学总监蔡学钧回忆道，当时他请总部大力投入，对中国本土临床研究人员进行密集的培训。于是，总部把国外有丰富经验的PM和CRA派到了中国来。正是在这样的背景下，凯维斯的团队获得了良好的培训和带教，并最终圆满完成了"伟哥"在中国进行临床试验的项目管理和临床监查任务。

创业之初，凯维斯也一样面临自己的服务对象定位问题。

谢燕彬引入了国外规范的培训体系，当然她最迫切的愿望是让凯维斯参与的临床试验能够达到国际水准。然而，正如前文提到的，因为当时的中国制药企业大多只是生产仿制药，结果就是，"你做得越规范和复杂，赔得就越多"。但是这不是凯维斯降低标准的理由，他们选择了帮助当时中国为数不多的一类新药做临床试验。特别是那些有希望打入海外市场的、有潜力的新药，如果这些药物能在临床试验的时候就达到相当的水准，必然有助于这些新药通过其他国家药品监管部门的审批。另一方面，借助和Kendle的合作，凯维斯也获得了帮助国外的制药公司在中国进行进口药物注册临床试验的项目机会，培养了一批跨国公司的长期合作客户。

在当时,对于 CRO 企业来说,检验其水平的最大考场,莫过于能否参与跨国制药公司的全球试验体系,也就是国际多中心临床试验。这不但意味着可以获得比本地试验更大的利润;更重要的是,意味着一家中国本土 CRO 能够与全球范围内的 CRO 竞争,而非仅仅充当跨国制药公司在中国的新药报批"代理商"。作为中国第一家本土 CRO,这也是凯维斯的追求,经过不懈的努力,凯维斯也逐渐涉足越来越多的国际多中心临床试验领域。

三

昆泰和凯维斯分别是最早在中国开展临床试验业务的外资 CRO 和本土 CRO 代表,两者几乎同时在中国起步,但是各有发展路线。我们来对这两个样本做一个简单的典型性分析。

昆泰中国凭借国际 CRO 的背景,在进入中国之初,就直接植入了母公司强大的管理体系、培训体系,以及商务能力的支持,一开始就以国际多中心试验为主要定位,在中国开展业务。对昆泰中国来说,最大的挑战可能是要适应中国环境,培养懂中国的国际人才。

作为本土 CRO,凯维斯从零开始,所以他们选择了和国际 CRO 合资,来完善自己的培训系统和管理体系,同时让团队有接受国外培训带教的机会。并通过承接国内的生物技术创新药临床试验为主要项目来源发展起来。在发展中,凯维斯不断积累符合国际规范的临床试验操作团队和实践经验,不断地向更高水平的甚至国际多中心临床试验项目进军。

总结创业的艰辛和体会,谢燕彬提到三点特别深刻的感受。

第一，无论经营如何困难，也要遵守 GCP。凯维斯一开始就非常明确，质量第一，坚持 GCP 的理念和原则。在发展过程中，无论暂时的经营如何困难，始终坚持不忘初心，就是把中国的临床试验带入规范化轨道。也正是因为"第一颗纽扣扣对了"，为凯维斯后来走国际化和创新药路线奠定了基础。

第二，顺势而为。谢燕彬说，创业之初，她并没有想太远，只是把握了时代机遇，顺应了市场需求，做了当时的时代需要她做的事情。做起来后，不断地面对问题，解决问题，不断寻求突破和进步。

第三，一路走来，离不开各方的帮助。包括国家药监局的监管和关怀、Kendle 的支持和引荐、辉瑞的培训和带教等。没有他们，就不会有凯维斯的持续发展。

在这个过程中，逐渐成长起来的凯维斯也为行业贡献了一大批至今活跃在国内外 CRO 和创新药企业的临床负责人和公司创始人。同时，也为中国 GCP2003 年的修订和普及，做出了自己的一份贡献。

2011 年，凯维斯被国际 CRO 巨头爱恩康（ICON）公司并购。今天，谢燕彬女士依然活跃在医药研发领域，不过是作为创新药企业的管理者战斗在另一条战线上。我问她，"回首过去，有什么感慨？"她沉默一会儿，说："我抱着深深的感恩之心，感恩所有遇见的人。"

中国临床试验行业 1.0 时代

一

我们再来梳理下国际临床 CRO 的发展三部曲。

前文里提到了，20 世纪 80 年代，随着美国的药品管理法规不断完善，以及药物研发过程日益复杂，越来越多的制药企业开始将一些非核心研发业务外包。CRO 应运而生。1982 年，丹尼斯从学校离开，成立了昆泰（Quintiles Transnational）。同一年，精鼎（Parexel International）和 PRA Health Sciences 成立。1985 年，药学博士弗雷德·埃舍尔曼（Fred Eshelman）在马里兰州创办 PPD。1987 年，科文斯（Covance）成立，当时还是康宁（Corning Incorporated）公司一个部门。1990 年，John Climax 和 Ronan Lambe 在爱尔兰的都柏林成立了爱恩康（ICON）。这些都是今天的国际 CRO 巨头。

进入 20 世纪 90 年代以后，生物技术制药迅速崛起，大批小型生物药企（Biopharma）拔地而起。小公司没有能力专门投入资源建立研究实验室和临床试验团队，进一步拉动了药物研发外包的新需求，CRO 这个小众赛道开始走上了大舞台。制药企业研发越来越"内卷"，开始寻求转移到一些人力成本更低廉、志愿者资源更丰富的国家开展临床试验。追随药企的步伐，CRO 也开始通过自建团队和兼并收购走向全球化。

1991 年，昆泰在德国设立办公室，ICON 在英国成立分公司，PRA 成立了欧洲办公室。而精鼎也依靠收购 AFB，将业务拓展到柏林、巴黎和法兰克福。1992 年，ICON 走出欧洲，在费城建立第一个美国办公室。1993 年，昆泰在日本设立运营机构。1995 年，ICON 在德国建立办公室。PPD 收购英国老牌 CRO 企业 Gabbay，将业务扩展到欧洲、中东和非洲。1996 年，ICON 在东京建立办公室，精鼎在悉尼、马德里、芝加哥开设办公室，并收购以色列 CRO 公司 Lansal。几大国际 CRO 巨头在 20 世纪 90 年代已经基本完成全球化布局。

持续的扩张离不开大量资本，所以上市融资成为必然选择。1994 年，昆泰率先上市。紧接着，1995 年，精鼎上市。1996 年，PPD 上市，PRA 被凯雷资本收购。1997 年，Covance 从康宁剥离，独立上市。1998 年 ICON 上市。拿到钱的 CRO 们如虎添翼，开始更快速地扩张。从数据处理、注册法规、临床研究基地到销售服务，业务全面布局。

正是在这样的背景下，20 世纪 90 年代末，外资 CRO 开始进入中国。1996 年，加拿大制药公司 MDS Pharma Service 在北京投资设立北京美迪生药业研究有限公司，这是第一家进入中国的外资 CRO。这之后，昆泰、ICON 在 1997 年，科文斯在 1998 年，精鼎医药在 1999 年，PPD 在 2003 年陆续入驻中国，逐渐在国内形成了外资 CRO 群体。

二

在这个 CRO 席卷全球的过程中，中国本土的 CRO 也开始起步。除了凯维斯在 1997 年创立以外，还有一些本土 CRO 也在 20 世纪 90 年代末至 21 世纪初陆续建立，并在之后的中国临床试验发展史上扮演了重要角色。

1993 年,在德国慕尼黑大学马普生化研究所化学专业获得博士学位的高瞻回国,担任了拜耳医药中国区第一任总经理。后来,他遇到了美国人马克·恩格。后者在中国从事法律工作,在医药方面"算是自学成才"。1998 年,高瞻和马克一拍即合,决定各出 50% 股份,合伙创业。他们建立了依格斯(EXCEL)医疗公司,为药企提供临床试验服务。然而,高瞻很早就离开了这个行业。2000 年,高瞻从依格斯出走,投身互联网行业,创立"好医生"网站。依格斯则在未来一度成为中国本土最大的 CRO,在中国临床试验行业早期发挥了重要影响。2009 年,EXCEL 卖给了 PPD,从此世上再无依格斯。

另一位从国外回来的青年才俊也投身了 CRO。但是他一开始做的不是临床 CRO,而是药学 CRO。1999 年,哥伦比亚大学博士李革从工作的美国药典(United States Pharmacopeia)公司(一家药学 CRO)回国考察,接触了一家名为无锡太湖水集团的国有企业,该公司对和美国药典公司的合作很感兴趣。但彼时的药典公司高层对和太湖水的合作却并不积极。2000 年,李革向美国药典公司递交了辞呈,和同事博德温一起,联合两位本土商界人士刘晓钟和张朝晖,在太湖水公司的资金支持下,创办了中国最早的药学 CRO——药明康德(WuXi)。后来,博德温看到新分子实体被发现后的巨大价值,转而投身成立制药公司,而李革则选择在研发外包的道路上坚持下去,最终干出了一个覆盖研发全生命周期的全能型 CRO,包括临床 CRO 和 SMO,代表中国 CRO 进入了全球前列。

20 世纪 90 年代末,国内一些并没有海外经验的有眼光的年轻人也开始看到这个领域的机会。1987 年，王廷春从河南中医药大学本科毕业后，进入河南省新乡市中医院，历任住院医师、主治医师、急诊科副主任等职务。2000 年，他在暨南大学获得硕士学位后，进入广州鑫辰医药科技开发有限公司，从事项目立项和临床研究工作，先后担任临床部经理和公司副总经理。2002 年，38 岁的王廷春在广州创办博济医药。历经 20 余年的风雨兼程，如今的博济医药也已经成为一家覆盖临床前研究和临床研究的中国头部 CRO。

1992 年，浙江人曹晓春从浙江中医药大学毕业，此后一直在国内企业从事药物临床试验工作。1999 年，曹晓春在青岛举行的一次 GCP 培训班上认识了时任上海罗氏制药公司医学注册部总监叶小平。2002 年，34 岁的曹晓春辞职，接受了叶小平提供的 10 万元创业启动资金，成立了杭州泰格咨询公司，专门从事临床试验 CRO 服务。2004 年，叶小平从罗氏辞职，与曹晓春成立了泰格医药。从这时起，曹晓春和叶小平开始了二人长达 20 年的事业搭档生涯，也铺就了泰格走向中国第一临床 CRO 的光辉道路。

三

20 世纪 90 年代是信息技术革命的十年，互联网是这个时代最显著的象征。互联网不仅彻底改变了人类的生活方式，让世界变成了地球村，也促进了企业组织结构模式从科层式向扁平化发展，为跨国公司的飞速扩张奠定了技术基础。

20 世纪 90 年代也是中国和世界接轨的一个时期，中国成功搭上了信息技术革命的末班车，开始全力追赶发达国家的步伐。在互联网领域，那是一个激动人心的创世纪的大时代。

1997 年,丁磊创立网易。1998 年,张朝阳成立搜狐网,刘强东创立京东,马化腾、张志东等五位创始人创立腾讯,王志东创立新浪网。1999 年,马云与 18 位创始人在杭州正式成立了阿里巴巴。2000 年,李彦宏在中关村创建了百度。

20 世纪 90 年代末至 21 世纪初也是中国临床试验行业的创世纪时代,国外 CRO 纷纷登陆,国内 CRO 破土而出。需要注意的是,当时的中国制药工业,主要以仿制药为主,基本上没有创新药和创新药产业。所以中国临床试验行业的萌芽,从根本上并不是中国创新药产业发展起来以后的自然结果,更大的因素是西风东渐的作用。

外资 CRO 的主要服务对象是外资药企,服务内容主要是为国际公司在中国开展国际多中心临床和进口注册提供临床试验管理服务。这些公司具备国际先进的操作经验和管理经验,项目经费充足,研究操作规范。但由于其价格高昂和操作复杂,在国内企业方很难找到买家。

而本土 CRO,大概分成两类。比如凯维斯和依格斯这样有合资背景的企业,得益于与外资企业的联系,主要依靠为跨国制药公司提供向中国市场引入新药时所必需的本土试验业务生存下来。另外,外资企业在药品上市后,经常会发起规模不等、性质多样的 IV 期临床试验,这样的项目也愿意交给他们来做,让他们得以建立更大的团队,扩大公司规模。通过和国外企业合作,这些 CRO 逐渐积累了操作经验和管理经验。

而一些没有外资背景的纯本土企业,则主要依靠和国内企业的联系,开展国内的新药(多是 Me Too)(注:Me Too 药物,特指在原创性新药基础上进行结构修饰,具有自己的知识产权的,其临床价值和同类原研药相当的药物)临床试验,以及仿制药临床试验。这些国内 CRO 在早期面临着一系列的挑战，如管理经验不足、人才匮乏等。同时，由于行业监管不完善，存在一些不规范的行为。

这时候的药物临床试验机构（当时叫临床药理基地）和研究者都还处于学习参与和吸收消化的阶段。研究者发起的临床研究很少，在国际多中心临床研究中扮演主要研究者角色的机会更少，机构管理者对行业的影响也甚微。不过不需要太长时间，他们最终将从中国临床试验行业的被动接受方和执行者，转型为主动的发言者和"话事人"，并最终在全世界发出中国声音。

这就是中国的临床试验行业 1.0 时代。正如早期的互联网企业一样，在 1.0 时代中涌现出来的先行者们，他们中的一些当了探路人、铺路石，后面将逐渐消散或者转型。另一些则无论面临如何的困难，遇到怎样的诱惑，始终对这个行业不离不弃，最终战胜了一个又一个考验，熬到了属于他们的时代。

2

第二篇　新　纪　元

新世纪，新 GCP

一

1998 年，国家药品监督管理局（State Drug Administration，SDA，下文简称"药监局"）成立，从此，药品监管职能主体从卫生部转移到了药监局。为新世纪来临之际的药品监管体制大变革做了组织准备。

2001 年 2 月，全国人大常委会通过了修订后的《药品管理法》。这次修法是在中国建立市场经济体制和加入 WTO 的时代背景下，为了保护知识产权，促进新药研发，提高药品质量而对 1984 版的《药品管理法》的一次大改。2001 版《药品管理法》首次明确规定："国家鼓励研究和创制新药，保护公民、法人和其他组织研究、开发新药的合法权益。"

2001 版《药品管理法》的一个重要贡献是在药品全生命周期实施 GXP。包括在药物非临床研究阶段（主要是安全评价）实施 GLP，在药物临床试验阶段实施 GCP，在药物生产阶段实施 GMP，在药物流通阶段实施 GSP。GXP 的全面实施让控制药品质量有了法规的抓手。如何确保 GXP 的实施呢？当时采用的办法是入口把关，即 GXP 认证，特别是 GMP 认证。揭开了此后几年的 GMP 认证大潮。

在临床试验方面，2001 版《药品管理法》第二十九条把原

"临床药理基地"改称为"药物临床试验机构"，沿用至今。并且规定了药物临床试验机构应该经过认定。机构认定的法律依据即出于此处。第 30 条明确规定药物临床试验机构必须执行 GCP。

另一方面，药品准入的"两报两批"制度正式定型，审批主体由原卫生部改为国家药监局。制度设计上的"两报两批"，本是国际惯例。但是因为审批能力建设没有跟上，以及后来大量低水平同质化申请占据了审批通道，使得药品审评逐步出现了与国外的"时滞"(time lag)现象(对 time lag 的研究至今是中国药事管理领域的研究热点)。更严重的是，审批权的集中，加上把关不严，为时任药监局局长最终的身败名裂埋下了祸根。

上位法定案之后，紧接着，2002 年 10 月，国家药监局以局令第 35 号发布了《药品注册管理办法》(试行版)。从 1999 年的《新药审批办法》的"审批"到 2002 年《药品注册管理办法》首次提出"注册管理"，反映了从行政监管到科学监管的理念发展。

2002 版《药品注册管理办法》进一步缩小了新药概念。1999 年的《新药审批办法》对新药的定义是"我国未生产过的药品"。所谓"未生产过的药品"，包含了生产已经在国内上市销售的进口药品，境外已上市药品在国内的首次生产当然也属于此范畴。而 2002 版《药品注册管理办法》将新药表述为"未在中国境内上市销售过的药品"。从"未生产"到"未销售"，把药品生命周期的时间点向后做了推移，把生产已在国内上市销售的进口药品排除在新药之外，但仍然不是真正的新药概念。比如在国外已上市，而国内没有上市的药品，仍然属于新药范畴。这就是所谓的 3 类新药。

2002 版《注册管理办法》对临床试验行业最大的影响，来自附件按照中药、化学药、生物制品分别的注册分类以及相应临床试验要求。比如化学药，明确了化学药分为五类，前 5 类均按照新药管理。化学 1 类和 2 类新药（类似于后来的突破性新药）必须做临床试验，也就是 Ⅰ 到 Ⅲ 期临床试验。3 类和 4 类新药只需要做药代动力学加 100 对随机对照临床试验。5 类改剂型药一般只需要做生物等效性试验。

这样明确的注册分类以及临床试验要求，为国内药企开展临床试验指明了方向，又因为当时审批的严进宽出，临床试验执行 GCP 不够严格，导致 1 类新药寥寥无几，大量的 3 类"新药"（其实是首仿药）和 5 类改剂型"新药"成为那个时代药企追逐的热点。

二

2003 年 8 月 6 日，国家食品药品监督管理局（CFDA）发布了 2003 版《药物临床试验质量管理规范》（GCP）。这是短短 5 年之内，中国发布的第三个版本的 GCP，一方面反映了前两个版本 GCP 的不成熟，另一方面也反映了中国当时临床试验的日益活跃，形势逼人。这个版本一直保持到了 2020 年，持续了 17 年。和 1999 版比，2003 版 GCP 的结构体例没有变化，但是在内容上还是有不少变化的。

（1）**名称的变化。**旧版 GCP 名称为《药品临床试验管理规范》，而新版改为《药物临床试验质量管理规范》。将名称中的"药品"改为"药物"，更符合"未上市"的内涵。而对于已经上市后的生产质量管理规范和经营质量管理规范，GMP 和 GSP 都是以"药品"冠名。另外在 GCP 名称中加入了"质量"二字，一方面是为了与我国的其他几个药品质量管理规范在形式上保持一致，统一了 GXP 的中文命名规则，另一方面也进一步强调 GCP 是进行临床试验必须遵守的"质量标准"。

(2)**强化伦理原则**。2003 版 GCP 将原 GCP 第 4 条的"临床试验必须遵循世界医学大会修订的《赫尔辛基宣言》"这一伦理总原则提前到第 1 章总则里，加强了伦理原则的地位。另外，在第 8 条增加了《赫尔辛基宣言》中的原文："受试者的权益、安全和健康必须高于对科学和社会利益的考虑。"正式引入了"伦理高于科学"的基本原则。不要小看这一点进步，这是中国 GCP 的一大步。

(3)**和国际接轨**。关于伦理委员会，将原"应在参加临床试验的医疗机构内成立独立的伦理委员会"的提法修改为"应成立独立的伦理委员会，并向国家食品药品监督管理局备案"。这显示了新 GCP 的"雄心"。一方面，删除了伦理委员会必须成立在医疗机构内的规定，这显然是在向国际规范看齐，希望增加伦理委员会的独立性。但事实上，在后面的长期实践中，这一点并没有太大突破。另一方面，新增加了伦理委员会的登记备案制度，标志着 SFDA 加强管理伦理委员会的决心。

关于临床试验保险，将原第 42 条"申办者应对临床试验中发生与试验相关的损害或死亡的受试者提供保险，承担治疗的经济补偿"修改为第 43 条"申办者应对参加临床试验的受试者提供保险，对于发生与试验相关的损害或死亡的受试者承担治疗的费用及相应的经济补偿"。这意味着申办方应该为所有参加试验的受试者提供保险，而且对发生试验有关损害和死亡的受试者补偿已不仅限于承担治疗的费用，还应有相应的经济补偿。更加接近了临床试验保险的真正内涵。

关于原始记录，新 GCP 第 48 条，增加了"病历是临床试验的原始文件，应完整保存"的要求。这就纠正了原 GCP 中将病历报告表直接视为原始文件的错误说法，也和国际惯例达到了一致。也只有澄清了这个问题，才能在法规上确立监查员的核心工作之一：原始资料核对（source data verification，SDV）。

在试验药物的准备上，增加了"临床试验药物的制备，应当符合《药品生产质量管理规范》"（第 7 条）。这一条和 ICH 与 WHO 对试验用药物的制备要求相符合。

总之，新版 GCP 和旧版 GCP 相比，措辞更准确，内容更充实，要求更严格。但是总的来说，相对于国际 GCP 特别是 ICH-GCP，这部 GCP 在篇幅和条款上仍然比较少，比较简单，比较笼统，远远没有后者详细而具体。这也符合中国当时的国情，如果规定的细节过于烦琐，在中国当时的情况下，研究者和企业是很难做到的。

在个别地方，2003 版 GCP 比 ICH-GCP 要求更高，比如对于伦理委员会组成的规定。中国 GCP 强调要有律师，ICH 不要求。中国 GCP 要求 IEC 记录和试验记录保存至临床试验结束后 5 年，而 ICH-GCP 仅要求保存 3 年。

还有一个更大的不同是，ICH-GCP 关于 SAE 是由申办方直接报告监管当局，中国 GCP 是由研究者直接报告，这也比较符合当时中国 GCP 实践的国情。当时国内企业在 GCP 能力和团队建设上比较滞后，所以让研究者直接报告，更好落实。另外，中国 GCP 要求所有 SAE 在获知后 24 小时内报告，ICH-GCP 是根据安全事件的不同风险等级来确定报告时限。这一点差异，对中国的临床试验操作影响深远。一度让"促入组，报 SAE"成为 CRA 的两大紧箍咒。如果一个中心入组顺利，并且几乎没有 SAE，那负责这个中心的 CRA 大抵是比较舒心的。

三

新的 GCP 发布后，2001 版《药品管理法》关于临床试验管理的总要求基本落地，还有一个遗留问题，就是药物临床试验机构认定的具体办法。这对之后的 GCP 实践至关重要。2004 年 2 月，国家食品药品监督管理局与卫生部联合发布了《药物临床试验机构资格认定办法（试行）》，从此开启了长达 15 年的临床试验机构认定历史。

自此，临床试验管理体制在中国构建完毕，并将持续 15 年。这个体制有以下特点。

一是在中国开展新药临床试验必须得到国家药监局的明示书面批准，而有些国家的药品管理部门，例如美国 FDA 是以默许的形式批准临床试验，并有 30 天的审批时限承诺。

二是在中国开展临床试验的机构，必须是国家认定的药物临床试验机构。这是中国临床试验的鲜明特色，美国和多数欧洲国家无此要求。

三是中国 GCP 规定临床试验主要研究者必须具备行医资格，而 ICH-GCP 则只要求在研究团队中有行医资格人员。

可以看出，这个时期中国的临床试验管理体制重认证、重审批、重医疗机构。这在当时的国情下，是有必要性的。在相当长的时间里，保证了中国的药物临床试验有序开展，监管有的放矢，并促进了一批学术水平和管理水平相当高的知名临床试验机构和研究者出现。

但是，随着时代的发展，中国的社会主要矛盾转化为"人民日益增长的美好生活需要和不平衡不充分的发展之间的矛盾"，以及国家实施创新驱动发展战略，中国的生物医药产业面临转型升级，这个管理体制逐渐不能满足新时代的需求。比如"重入口认证，轻过程监管"的风格，并不能确保在临床试验过程中真正做到严格执行 GCP；比如"严进宽出"的审批，导致新药临床试验审批缓慢，成本很高，最终"劣币驱逐良币"，大家都愿意去改剂型甚至做仿制药；比如持续 15 年的"机构认定制"管理，导致机构数量受控，不能满足创新药研发的临床资源需求。同时，临床试验长期集中于极少数大学附属医院和全国中心医院，这些机构的研究者们在日常医务工作和临床研究事务之间疲于奔命，不能良好履职，甚至职责缺位，为未来 SMO 的崛起和 CRC 的繁荣埋下了伏笔。

黎　明　之　前

一

历史的发展是前进性和曲折性的统一，2001 年到 2007 年中国生物医药产业的发展，充分体现了这一辩证唯物主义真理。

2001 年以后，随着新的《药品管理法》落地，新的药品监管法律法规体系逐渐建立。药品上市的注册审批和生产的 GMP 认证成为推进新的药监体制的两个重要的抓手。审批权力从地方集中到中央，规范药品准入、保证药品质量，这个初衷是好的，路径也明确。但是，权力的集中，如果没有制约，就容易滋生腐败，最终走向失控。

在 GMP 认证方面，当时的药监局局长设立了限期，要求 2004 年前没有完成认证的药企一律停产。从 1999 年到 2002 年的三年间，仅有 1000 多家企业通过 GMP 认证。但此后 2003 年一年内，就有 5000 家企业过关，而在 2004 年的大限到来之前，竟然有 6000 家药企跨过了认证的门槛。这种突击式过关的水分有多大，可想而知。

在药品注册审批方面，更加疯狂。国家药监局仅 2004 年就受理了 10009 件药品注册申请，而同期美国药监局仅受理了 148 件。2005 年，国家药监局批准药品注册申请数量达到 1.1

万件，其中仿制药就占了 8000 多件；另有"新药"2300 多件，其中，改剂型类"新药"就达 1198 件。

据当时药监局的内部人士透露："某企业的申请资料刚刚交上来，马上被人复印多份，高价卖给其他企业，然后再等到其他企业递交类似的申请资料后一起审批。"一时间，"批文经济"蔚然成风，催生了 1500 多家倒卖批文的医药咨询公司。据有关人士回忆："一般的批文三百万，紧俏的上千万，明码标价可以买卖。"拿钱就可以买批文，有批文就可以活下去，甚至活得很好，如此现状，谁还愿意认真做高风险、高投入的新药？所以大量的改剂型药充斥了新药通道，享受了新药待遇。更多的企业，连改剂型都嫌麻烦，市场上更常见的是抗生素、降压药等仿制药以及中成药和中药注射剂，而且当时的仿制药生物等效性试验也不需要和原研药进行对比，相当数量的仿制药研发存在生产工艺造假，临床数据造假，质量可想而知。

引爆这一乱象的导火线是齐齐哈尔第二制药有限公司（简称"齐二药"）的亮菌甲素注射液事件，以及安徽华源生物药业有限公司"欣弗"注射液事件。两者其实都是发生在药品生产领域的假药劣药大案，导致了严重的群体性药害后果，对"大跃进"式的 GMP 认证的实质意义提出了严重拷问。同时也暴露了药品注册审批方面问题的冰山一角。2006 年末，温家宝总理要求彻查违法违纪问题，掀起了药监系统"廉政风暴"。2007 年 7 月 10 日，中国第一任国家药监局局长被执行死刑，药监局若干相关人员受到严惩。七年乱象告一段落。

2007 年 7 月 10 日，国家药监局以局令 28 号修订发布了 2007 版《药品注册管理办法》，将改剂型药品从过去的"按新药管理"改为按"新药程序管理"，但"不按新药程序办证"，不再享受新药待遇。这之后,国内企业逐渐把新药注册申请的注意力转移到了"3.1 类新药",也就是已在国外上市销售,但尚未在国内销售的制剂及其原料药,实际上就是所谓的"首仿药"。当时国外一大批重磅专利药临近专利悬崖,抢首仿成为国内有实力的制药企业竞相追逐的新热点。

二

2001 年到 2007 年间,中国有没有人在认真做新药呢?当然有,中国自古以来不缺家国情怀的爱国者和敢为人先的开拓者。当时的中国原创新药开发主要来自两方面。一方面,中国本土的药学家们,沿着青蒿素开发的道路,继续在中国传统医药的宝库中淘金。丁苯酞(商品名"恩必普")就是其中的代表。

《本草纲目》中记载,芹菜有"平惊、凉血"之功效,民间一直流传"用出海帆船的帆布与芹菜籽一起熬水喝可以治疗癫痫"的药方。20 世纪 70 年代,中国医学科学院药物研究所研究员杨峻山从芹菜籽中分离出了芹菜甲素(丁苯酞)。1980 年,该研究所研究员杨靖华首次人工化学合成了丁苯酞,但是发现丁苯酞用于抗癫痫的治疗剂量与中毒剂量接近,丁苯酞的药物研究因此搁浅。

1986 年,该研究所研究员冯亦璞从四五百份候选药物中,最终选择了丁苯酞作为缺血性脑卒中的候选药物,丁苯酞等来了柳暗花明。1991 年,代号"911"的研究课题正式启动,通过从体外和体内进行丁苯酞防治脑缺血和脑卒中的药效学和安全性的系统研究,证实了丁苯酞能重建脑缺血区微循环,显著缩小脑梗死面积,并能保护线粒体功能,改善脑代谢。

1995 年,丁苯酞正式启动 I 期临床试验;1999 年 12 月,石药集团与中国医学科学院药物研究所签订了技术转让合同,负责对丁苯酞进行进一步研究和开发。从 1999 年开始,经过Ⅱ期和Ⅲ期临床试验,结果表明丁苯酞治疗缺血性脑卒中的总有效率为 70.3%。2002 年,丁苯酞软胶囊(恩必普)取得新药证书及试生产批件。2004 年 11 月 6 日,丁苯酞正式上市,**成为我国脑血管领域第一个拥有自主知识产权的一类新药,更是中国第三个(前两个分别是青蒿素和双环醇)一类化学新药。**

2005 年 2 月,丁苯酞完成Ⅳ期临床试验,该临床试验由北京协和医院牵头,在全国 11 个城市 94 家医院进行,共收集缺血性脑血管病例 2050 例。结果表明丁苯酞总有效率为 78.2%。

另一方面,20 世纪 90 年代,美国生物技术制药兴起,中国的第一批生物医药领域留学者在海外长了见识,受了历练。进入新世纪后,随着国家对创新药研发的重视,迎来了海归回国创业的第一波高潮。这些学者的归来,使得我国第一批具备原创价值的新药特别是生物技术药物登上历史舞台。国产的重组人血管内皮抑制素(商品名"恩度")便是其中一个代表。

美国科学家犹大·福克曼(Judah Folkman)在 20 世纪 70年代发现了血管内皮抑制素(endostatin),并提出了"饿死肿瘤"的抗癌药物开发理论。1991 年,他创立 EntreMed 公司研发 endostatin。但是 endostatin 在临床研究阶段暴露出制备困难、药物稳定性差的缺点,而且单药疗效不明显,不能显著缩小肿瘤。最终,endostatin 没挺过Ⅱ期临床研究,于 2004 年终止研发。

1999 年,中国学者罗永章回国,把已经被"放弃"的 endostatin 带回国内。他在山东烟台创建了麦得津生物工程股份有限公司,担任首席科学家。罗永章通过添加 9 个氨基酸修饰 endostatin,使其更易制备,稳定性更好,把它改名为"恩度"(ENDOSTAR)。2001 年,endostatin 的改良版——恩度正式进入临床研究。

　　从 2001 年到 2004 年,由中国医学科学院肿瘤医院孙燕院士牵头,联合全国 24 家综合医院或肿瘤专科医院,对恩度先后进行了Ⅰ、Ⅱ、Ⅲ期临床试验。2004 年,Ⅲ期临床研究结果显示,恩度联合长春瑞滨 + 顺铂(NP 化疗)治疗初治或复治的晚期非小细胞肺癌(non-small cell lung cancer,NSCLC)患者,相比安慰剂 + NP 化疗显著提高了客观缓解率(35.4% *VS.* 19.5%),中位至疾病进展时间(6.3 个月 *VS.* 3.6 个月)以及中位总生存期(14.87 个月 *VS.* 9.90 个月)。基于这一研究结果,恩度于 2006 年在中国获批上市,适应证为晚期非小细胞肺癌(含鳞癌)。这是**世界上第一个上市的重组人血管内皮抑制素抗肿瘤新药**。2008 年,南京先声药业收购了恩度。上市以后,孙燕院士牵头全国 154 家大中型医院,开展恩度上市后的开放性、大样本、多中心Ⅳ期临床试验。2009 年,恩度Ⅳ期临床试验完成。在 2725 例不能/不愿手术或放疗的 NSCLC 患者中证实了恩度联合临床常用的含铂两药化疗方案可带来显著生存获益,中位生存期可延长到 17.57 个月,且初治患者较复治患者疗效更佳,鳞癌和腺癌患者同等获益。当然,和化疗联用一直是恩度的推荐使用方案。

　　还有一些领域,在国外进展缓慢甚至搁浅,却由海归们在中国大胆尝试,甚至走到了全世界前列。比如当时世界刚刚兴起的腺病毒载体基因治疗和溶瘤病毒药物方面。

　　2003 年,中国国家食品药品管理局(CFDA)批准重组人 p53 腺病毒注射液"今又生"(Gendicine)上市,用于治疗头颈癌。"今又生"被认为是**世界第一款上市的基因治疗药物**,由深圳市赛百诺基因技术有限公司研制生产。2005年,SFDA又批准了重组人5型腺病毒注射液"安柯瑞"(Oncorine)上市,用于治疗鼻咽癌。"安柯瑞"(Oncorine)被认为是**世界第一款溶瘤病毒药物**。由上海医药集团旗下上海三维生物技术有限公司研究生产。

这些生物技术突破性新药在中国率先获批,轰动世界。但由于当时国内监管环境的不成熟,研发规范与国际接轨不够,注定了他们从上市那一天起就伴随着对他们的疗效和安全性的各种质疑,也没有成功开拓国际市场。回过头来看,可贵之处在于敢为人先的勇气和为后人积累的宝贵经验吧。

正是在这样的时代下,我加入了由海归创办的这类研发型企业(这类企业后来被称为Biotech),开始了自己的医药研发和临床试验人生。开始知道了血管内皮抑制素、溶瘤病毒、酪氨酸激酶抑制剂等这些在当时中国最火热的抗肿瘤研究管道;开始懵懂地扮演甲方的项目经理,开始接触当时中国活跃的CRO包括泰格、博济、依格斯;开始知道研究方案、研究者手册、CRF这些名词,知道了CRA这个职业。从此,世界为我打开了一扇窗户,原来还有这样一个专门的行业,是可以让医药从业者选择的。

三

从2001年到2007年,在这个中国生物医药产业的曲折发展阶段,一方面,大量的国内企业,以仿制药和改剂型"新药"为目标,掀起了药品注册上市浪潮;另一方面,有志气的国内科学家们,继续基于青蒿素的成功经验,在中国医药学古籍中,寻找开发新药的宝贝。更有充满抱负的海外学子们，带回来成熟的或不成熟的技术，期望在中国大显身手，成为时代弄潮儿。尽管当时他们主要是跟随和模仿，做的是 Me Too，连 Me Better 药物（指在原创性新药基础上，通过结构优化改良，实现了更好的临床价值的药物）都可能称不上。但这是中国新药创制的发展所必要而且必须经历的。

正是这些药物开发带来的临床试验项目，撑起了中国临床试验行业在这个阶段的基本盘。让中国的早期 CRO 和药物临床试验机构得到了实践的锻炼和团队的成长，特别是国内刚起步的 CRO 以及非中心城市的机构。也培养了中国最早的国内企业的临床试验从业人群。

为了促进经济增长、缓解就业压力，1999 年教育部出台《面向 21 世纪教育振兴行动计划》，开启了中国的高校扩招时代。扩招后的大学生们在 2003 年以后开始大规模进入社会、进入企业、进入职场，在中国的大都市特别是北上广聚集起大规模的白领人群。其中的医药专业大学生，毕业以后，也不再都能找到医院和学校等体制内工作，另外，医药产业的繁荣，市场机会的丰富，也给了热血沸腾的大学生们离开故乡，到北上广闯荡拼搏的激情。这里面，就有不少人，加入了临床试验行业，进入了外企、国企、民企以及 CRO，从事 CRA 或者其他相关工作。

从此，他们在中国生物医药产业漫长的黎明前时段，将带着神圣与世俗，伟大与渺小，匍匐前行，最终抵达中国创新制药的黎明。

药物临床试验网的故事

一

位于长安街东,通惠河畔的华润饭店,曾经是北京 CBD 的坐标,各种高端活动的举办地点,见证了很多的历史。我去北京的次数有限,和这家传奇酒店没有过任何交集,但是我记得 20 世纪 90 年代,红极一时的家庭情景剧《我爱我家》取景的北京城市背景镜头里,就有华润饭店的特写。历经岁月变迁,这家酒店现在已经转型成了华润时代中心,定位为北京 CBD 的智慧产业示范园区。

2008 年 7 月 5 日,华润饭店的会议大厅里,人头攒动,好不热闹。药物临床试验网 5 周年庆典活动正在这里举行。活动来的高朋不少,有药监局的主管部门领导,北京市药物临床试验机构办主任,高校的临床试验统计学家,还有国内外企业的高级经理人等。200 多名来自药物临床试验领域的精英参加了这次活动。其中不乏今天仍然活跃在中国临床试验行业的中坚分子——许文宬、高志刚、王维、陈文清、赵建军、曹文忠……

这次活动得到了当时中国最活跃的几家 CRO 的赞助或者协办,包括依格斯、凯维斯、泰格、万全阳光等,活动还被多家医药行业媒体报道。《中国医药报》报道的原文是这样的:

"近日,药物临床试验网举办了 5 周年庆典活动。自 2003 年 6 月正式建站以来,药物临床试验网一直致力于中国药物临床试验行业的规范化发展,已经成为广大药物临床试验、药品注册、统计分析等相关研究人员的技术交流平台,成为业内最具影响力的专业技术网络社区。目前,该网站已经拥有专业临床研究会员 2 万多人,其中大部分是临床研究与注册相关的技术人员。"

作为一个群体,2 万多人这个数字听起来,仿佛并不大。但是要知道,在那个中国临床试验的发端年代,并且还没有 CRC 群体的存在,全中国的临床试验全职从业者也不会超过 5 万人。

庆典活动内容包括网站站长介绍网站发展历史,到场嘉宾致辞,以及给为网站论坛做出突出贡献的"最佳版主"们颁奖。活动的高潮是到场从业者自己编排的节目表演。

多年以后,大家对这次有历史性意义的活动仍然印象深刻,尤其记忆犹新的环节是一位网名"寒水石"的 CRA,现场朗诵他自己写的一首诗,诗歌的名字是:**旅途,CRA**。

旅途,CRA
——献给药物临床试验网的朋友们

多少次
被行囊压弯了肩膀
曾迷恋
沿途四季的风光
已习惯
城市里陌生的目光

常慨叹
这旅途孤寂而漫长
最无奈
团聚时刻却身在他乡
月华中
依稀倒映着翘首的爹娘
这就是
一个 CRA 的旅途

回首往昔我们都有过
曾经的医学梦想
向往有一天
能够悬壶仗剑走四方
也常回味起
慷慨医学宣誓的模样
而如今
我们选择了
相聚在这旅途之上
在这里继续
曾经的梦想和荣光

亲爱的朋友
请不要沉沦和彷徨
岁月会无情地
湮没你年轻的面庞
也不要抱怨

这道路有多漫长
那万里河山
见证着我们的成长
让我们
携手同心
执着地奔向远方
成功之路
始于勇敢者的足下
青春之歌
就在那荆棘丛中唱响！！！

诗歌的内容真实而生动地呈现了那个时代 CRA 的理想与现实，引起了大家强烈的共鸣。"寒水石"的朗诵又是如此深情而激昂，在座同道无不动容，深受触动。此刻，最激动而感慨的，非药物临床试验网的网站站长袁旭莫属了。

二

1999 年，袁旭考上了中国医科大学临床药理学的硕士研究生。当时正是互联网兴起之时，流行制作个人网页。因为从小对电脑技术感兴趣，袁旭也"赶时髦"，制作了一个自己的个人网页。那时候，他不会想到，这个小小的个人网页，会在未来大有用武之地。

2002 年，硕士研究生毕业的袁旭到北京大学中国药物依赖性研究所（在北京大学医学部内）从事临床药理工作。当时，这家研究所和北京大学的附属医院一起做项目，主要是承接企业的镇痛、镇咳、戒毒类临床试验项目。从这时起，他开始接触临床试验。那时候的网络不发达，信息来源少，遇到很多不懂的地方，无人可问，基本靠自学。

2003年初，北京遭遇传染性非典型肺炎疫情，又称严重急性呼吸综合征，简称SARS，研究所的工作陷入停滞，人又不能出去，无事可干，袁旭又开始折腾起他的个人网页。他在原来的基础上增加了临床试验模块，分享一些临床试验相关知识。他惊喜地发现大家在留言板的留言非常踊跃。他意识到，在这个信息来源缺乏、沟通渠道有限的年代，大家多么渴求一个交流的平台。于是，他干脆把网页上的个人内容删除了，做成了一个专门的临床试验网页。

刚开始，他经常分享自己对临床试验的认知，并乐在其中。后来渐渐地，他觉得自己"内存有很"，已经快被掏空了，没啥可写的了。另外，这种单向的输出和留言的反馈明显不能形成酣畅淋漓的交流场域，他想到建一个BBS，发动大家一起分享，促进交流。于是，这个从小爱琢磨电脑技术的小伙子，到北大BBS（雷傲论坛）找到了一个免费代码，转到自己的主页上。2003年7月，"非典"结束了，来势汹汹，去也匆匆。行动自由了的袁旭去购买了一个独立域名，也就是现在临床试验网的网址：www.druggcp.net。从此开始，正式进入了药物临床试验网站的时间。

一位网名叫CDEman的北京朋友和一位网名叫Harry97的四川朋友对网站的早期建设和运营维护做出了很大贡献。随着网站的完善，越来越多的人参与进来，给了袁旭很大的动力。大家有一个共识，发扬"人人为我，我为人人"的公益互助精神，做一个专业的临床试验网站。

2004年，袁旭从研究所出来，到一家德国外企做市场和医学工作。同时,他也没有放弃网站的运营。每天工作8小时之余和周末的时光,他几乎都献给了网站,做好服务和优化。此时,网站已经逐渐形成了五人管理小组,包括袁旭(网名"yuanxu")、汪金海(网名"山雪")、霍朝阳(网名"neverold")、刘勇(网名"liuyong")和郑向君(网名"君临天下")。其中刘勇是当时北京一家医院的机构秘书;"山雪"当时还在西安工作,后来来到了北京;霍朝阳当时已经在做自己的CRO;郑向君一直在开发自主研发的肿瘤产品。网站的论坛也涌现出了很多活跃分子,比如今天的行业网红许文宬(网名"狼行天下"),当时在百汇鹰阁做CRA。

众人拾柴火焰高,网站的功能不断地完善,逐渐发展出来了很多新模块。论坛始终是网站的核心模块,包括"新人入门""项目经理""数据统计"等热门版块。到了2006年,论坛的版块就基本成熟了,注册会员已经超过1万人,同时在线超过300人了。对这样一个当时的小众行业,这已经很壮观了。

由于网站当时用的是虚拟服务器,限制流量,随着论坛越来越活跃,同时在线人数越来越多,网友体验不好,虚拟服务器日益不能满足发展需求。2004年,有家在京城以印刷CRF闻名临床试验界的公司——盛世缘公司支持网站购买了独立的服务器,还提供了一位信息技术人员协助运营,解决了网站发展的技术限制问题。

当年的论坛里真是热闹得很,有趣得很。讨论专业问题之外,大家互相逗乐。比如先有"山雪",然后有会员起名"雪山"。先有"CDEman",然后又有会员起名"CDEwomen"。有个网友刚加入论坛,很是兴奋,每天狂发100多个帖子,被管理员当成骚扰分子,关进"小黑屋"一天。多年以后,大家线下见面,都付笑谈中。

网站在首页上还设置了包括"分享精华""招聘求职""培训信息""受试者招募"等模块，基本形成了临床试验门户网站的格局。特别值得一提的是，当时，他们就有意识地建立机构评价数据库、CRO数据库评价系统等，这是非常有超前眼光的。

大家越来越熟悉以后，网友见面也成了必然。袁旭还记得第一次线下聚会是2004年，由"CDEman"牵头发起，地点在中日友好医院附近的梅州东坡酒楼。当时来了30人左右，摆了3桌。大家笑谈论坛趣事，畅聊网站发展。从此以后，聚会就成了常态。并且逐渐发展出来了线下沙龙、主题分享等。包括今天已经初具规模的北京GCP足球队，就是当时论坛的活跃分子"狼行天下"许文戌发起的。

2008年的药物临床试验网5周年庆典，能够吸引医药领域各界人士包括药监局领导参加，充分表明，经过5年时间的发展，行业各界对网站的价值和发挥的积极作用的认可。

三

袁旭在德国企业从事了一段不长时间的市场和医学工作以后，就回到了临床试验行业，一直在国内外CRO从事CRA、项目经理等工作。2011年，"五人小组"中的汪金海（"山雪"）成立了北京赛德盛医药科技有限公司，开始创业。后来，袁旭把网站站长的重任托付给了汪金海。2014年，袁旭出国游学一年，回来后加入了汪金海所在的赛德盛公司担任COO。2016年11月，袁旭创立了北京易临医药科技有限公司。

2008年以后，一直到2013年期间，药物临床试验网持续发展，各模块不断深化完善，注册会员数量不断增加，达到6万人左右。网站出现很多专业的经典帖子和文章,至今在行业流传。比如郑向君("君临天下")分享肿瘤项目临床试验操作、李宾谈项目管理、小胖说统计……另外,网站还经常组织开展行业线下培训,走进高校开展公益讲座等。

值得一提的是,"山雪"还牵头组织网友翻译了不少国外临床试验相关专著,并将译稿无偿分享给从业者,甚至组织专题公益培训。翻译过的作品包括 *Good Clinical Practice: A Question & Answer Reference Guide*,*The CRA's Guide to Monitoring Clinical Research* 等,义务参与具体翻译活动的网友不下 50 人(部分翻译网友:小刚、zdlylh、冰河夜鹰、耐心、飞跃迷雾、安静、dragonfly,harry97、小巫医、狼行天下、Aibaa、Dzd69cn、Yuanxu、Minimouse、Xiaoxiang、Meking、Xiaoxiandan、Wells2003、Likacra、Jiangshoujun、Buyinvhai、Lilyzhao、Jiangweiling、小猪猪菜菜、山雪)。这些翻译工作和成果,对于中国临床试验行业的发展和从业者个人的发展具有非常积极的意义。

2013 年以后,随着移动互联网出现,电脑端门户网站和 BBS 社区交流平台模式开始走下坡路。正如天涯论坛一样,药物临床试验也不可避免地人气下滑。这是时代的必然。如今,除了电脑端网站依然还在,药物临床试验网也以公众号的形式活跃在手机移动端,为从业者提供临床试验咨询服务和专业知识输出。

回过头来看,药物临床试验网的辉煌时期是 2003—2013 这 10 年。这 10 年,正是中国的互联网门户网站辉煌时代,正是 BBS 社区流行的时代。这 10 年,也是中国临床试验的启蒙和发展阶段。当时,外企把国外的临床试验 SOP 和规范化操作带进来并在内部推行，但是广大的国内企业从业者缺乏信息来源和交流平台。药物临床试验网站代表了一股民间力量，通过网站聚集了当时中国最广泛的临床试验从业者，特别是国内企业从业者，搭建起交流平台，交流 GCP、临床试验操作、工作职场经验，乃至海阔天空的社会生活话题等。随着中国临床试验行业的发展，高等院校的扩招，越来越多医药专业毕业生加入这个行业。他们需要学习，需要交流，需要机会，需要精神家园。药物临床试验网正好扮演了这样的角色，她是时代的产物，也很好地完成了时代赋予她的使命。

在那些岁月里，在这些人里面，有一个人，当时还在一个海归创办的 Biotech 公司里，正处于职业生涯迷茫期。他已经在工作中接触到了 CRO 和 CRA，但是在临床试验领域还是个新手"小白"。突然有一天，他偶然发现了这个网站，好像发现了新大陆。于是，那一段时间里，他经常在晚上，坐在黄花新村出租屋的电脑前，整夜整夜地泡在论坛里，在"CRA 新人版"，了解这个职业是干什么的；在"项目管理专区"，一边学习，一边规划自己的未来职业生涯；在"招聘求职专区"，看职业机会……他很少发言，更未发过帖。这个人就是我。

西方不亮东方亮：易瑞沙与 IPASS 试验

一

临床试验作为检验新药疗效和安全性的手段，更常见的价值在于"验证"，而非"创造"，属于"术"的层面。但是有两类临床试验大概是可以上升到"道"的层面，并且称得上是伟大的。

一类临床试验做出了方法学上的创新。比如随机对照试验（randomized controlled trial，RCT）基本原则发展的每一步，包括对照、随机、安慰剂、双盲等，以及后来的真实世界研究、篮式试验、伞式试验等。为这些临床试验方法学发展做出了里程碑贡献的临床试验，无疑是伟大的。

还有一类临床试验对方法学发展本身并无贡献，但是研究者以其横溢的才华和对专业的敏感，提出开创性的科学假设，于千万人中，不惧非议，坚持定见，通过构思巧妙的研究设计，求真务实的操作实施，最终让假设得以验证，对医学发展做出里程碑贡献。

一个临床试验，能够在以上任一方面做出贡献，就可以算得上伟大。1747 年，詹姆斯·林德博士的坏血病试验在两个方面都做出了里程碑贡献。一方面，作为世界第一个系统的对照临床试验，揭开了现代临床试验方法学发展的序幕；另一方面，他大胆地设立了包含六组治疗措施的对照假设，让柠檬和橙子的作用得以显现，最终让坏血病成了可治之症。

自1984年开始建立临床药理基地（后来叫药物临床试验机构）以后，在最早的临床药理学家们的带领下，中国的研究者们用不太长的时间，完成了对临床试验方法学（临床药理学）和法律法规（GCP）的学习和追赶。但是，中国本土当时基本上没有创新药，很少需要原创性的高质量临床试验设计。来自国外的创新药一般都在国外完成临床试验甚至上市以后，才到中国来申请进口注册，开展临床试验。他们通常只需要把国外的研究方案翻译过来，稍微改一改，然后让中国的研究者们照着做一遍就行了。研究者通常只需要能够做到严格地遵守GCP，把试验做好，经得起申办方和监管当局的检查。

在这个过程中，培养了一批知道怎么按照GCP的原则做临床试验的研究者，但是真正能够引领时代风骚，名垂青史，堪称伟大的中国临床试验很少。其中，易瑞沙泛亚洲研究（Iressa Pan-Asia Study，IPASS）试验算得上一个。

二

1962年，科学家Stanley Cohen等人在小鼠细胞中发现表皮生长因子（EGFR）。20世纪80年代，医学界正式确认表皮生长因子受体（EGFR）可促进肿瘤细胞的生长。1994年，阿斯利康发明了首个EGFR酪氨酸激酶（EGFR-TK）抑制剂——吉非替尼，作为靶向抗肿瘤药物，其机制是通过对EGFR-TK的抑制，特异性阻碍肿瘤的生长、转移和血管生成，并增加肿瘤细胞的凋亡。

2002年，吉非替尼（商品名易瑞沙）率先在日本上市，2003年，FDA基于阿斯利康进行的IDEAL 1和IDEAL 2两个Ⅱ

期临床试验结果,有条件批准易瑞沙在美国上市,作为化疗失败或者转移的非小细胞肺癌患者的三线治疗方案。但是该药在两国的有效性差异明显,日本的有效率达到了 20%～30%,美国仅为 10%。

按照附条件批准的要求,阿斯利康在上市后很快发起了Ⅲ期试验——ISEL 试验,声势浩大,寄托了阿斯利康的雄心。一共 28 个国家,210 个研究中心,1692 例晚期或转移的非小细胞肺癌患者参加了这项试验。其中,一组服用吉非替尼,另一组服用安慰剂,两组人数之比为 2∶1。2004 年 12 月,试验结果正式公布:和安慰剂相比,易瑞沙并没有表现出明显的疗效优势。ISEL 试验的结果给易瑞沙带来沉重打击。由于该临床试验的失望表现,2005 年,FDA 不允许易瑞沙在新患者中使用。同年,阿斯利康也撤回了易瑞沙在欧洲的上市申请。

但是在对 ISEL 试验结果的进一步亚组分析后发现,吉非替尼治疗组中的亚裔患者与非亚裔患者相比,有效缓解率分别为 12.4% *VS* 6.8%,中位无进展生存期分别为 4.4 个月 *VS* 2.9个月,中位总生存期分别为 9.5 个月 *VS* 5.2 个月。很明显,吉非替尼对亚裔患者的有效率更高。虽然这时候还没有人明确知道这意味着什么,但已经埋下了"卷土重来"的种子。

我们把目光转移到东方来。

2004 年 8 月,易瑞沙在中国的进口药品注册临床研究也完成了。结果表明,27%的患者取得明显疗效,和日本的研究数据接近,并获得药监局上市许可。可就在上市前的关键档期,ISEL 研究的结果发布,以及随之而来的欧美市场对易瑞沙的限制使用,给阿斯利康出了难题——易瑞沙要不要继续在中国上市？

时任阿斯利康中国研发副总裁的蔡学钧说："一个中国药监局批准的新药，却在国外研究中未达标，无非有两种可能，要么中国的临床研究数据是编造出来的，要么冥冥之中还有科学的秘密我们没有解开。"那段时间，他几乎每天夜不能寐。公司需要他给出是否在中国上市的结论。如果上市，依据是什么；如果不上市，原因又是什么？

关键时刻，中国的研究者给了蔡学钧信心。包括中山大学肿瘤医院的管忠震教授，中国医学科学院肿瘤医院的孙燕教授都坚定地相信，在中国的临床试验结果是科学、严谨和可靠的。同时，他们在试验过程中，的确看到中国的患者对药物反应很好。时任广东省人民医院副院长的吴一龙教授不仅是中国进口注册试验的研究者，还是持续几年的易瑞沙慈善供药项目的研究者。他获得阿斯利康的慈善赠药计划支持，为145位患者提供易瑞沙。结果令人鼓舞，35.5%的患者产生了明显疗效。吴一龙发现，所有患者中，年轻的、不吸烟的女性腺癌患者有效率明显高于其他人群。他告诉蔡学钧："易瑞沙也许对中国患者有效。但我们没有理论依据，为什么这个药单单就在亚洲不吸烟的女性中获益特别好。"

因此，2005年2月，阿斯利康做了一个大胆的决定，尽管美国和欧洲对易瑞沙上市计划搁浅，依然按照原计划，在中国上市易瑞沙。

吴一龙作为注册试验的主要研究者，在上市发布会上解释了中国的数据。但是，在中国率先开设循证医学课程、创办《循证医学》杂志的吴一龙，秉持着在德国做访问学者养成的严谨求实的行事风格，显然是不会让故事终止于此的。他认为这个药很可能对亚洲人有用,但是理论依据到底是什么?

时间回到 2004 年,当阿斯利康资助的Ⅲ期临床试验正在进行时,美国两位科学家 Paez 及 Lynch 分别在《科学》(*Science*)和《新英格兰医学杂志》(*The New England Journal of Medicine*)上发表论文,提出 EGFR 酪氨酸激酶区基因突变与 EGFR-TKI 疗效相关,EGFR 基因突变可以预测 EGFR 酪氨酸激酶抑制剂治疗的敏感性。文章一出,吴一龙敏锐地意识到,这与他脑海里一直苦苦求索的东西一定有某种内在的联系。

现在,整合目前得到的所有关于易瑞沙的信息,我们来梳理下这里面的逻辑。

目前已知:

(1)易瑞沙很可能对东方人效果更好。

(2)EGFR 基因突变可以预测易瑞沙疗效。

把以上两点联系起来,吴一龙的脑子里产生了两个大胆的假设:

(1)易瑞沙的治疗对象是 EGFR 基因突变的人,而不是概括性的东方人群。

(2)东方人中 EGFR 基因突变的比例比较大。

有没有其他可能呢? 有。

(1)易瑞沙对东方人群的疗效好是假象,经不起检验。

(2)东方人的 EGFR 基因突变并不高,可能是因为其他的原因导致对易瑞沙敏感。

所以现在需要一个设计巧妙而严密的临床试验,锁定证据链,验证假设。于是,一个完全由中国研究者主导的临床试验诞生了,这就是"IPASS 试验"。

三

经过蔡学钧与团队及专家协商，阿斯利康做了第二个大胆的决定：以临床特征为指引，伴随 EGFR 突变基因检测，开展一项新的易瑞沙临床研究。这就是由香港中文大学莫树锦（Tony Mok）教授与广东省人民医院吴一龙教授联合开展的一项肺癌治疗历史上跨时代的全球多中心临床试验——IPASS。

从 2006 年 3 月到 2007 年 10 月，试验招募了来自中国、印度尼西亚、日本、马来西亚、菲律宾、新加坡和泰国的泛亚太地区 87 个中心的 1217 名患者。这些患者被随机分成两组，609 名患者接受吉非替尼（250 mg/d），608 名患者接受卡铂加紫杉醇。主要终点是无进展生存期。试验前，所有患者均进行了 EGFR 基因测试，其中，60% 的试验患者 EGFR 基因变异阳性。3 年后，该试验结果正式发布：在 EGFR 基因突变阳性患者中，与常规治疗组相比，吉非替尼组的**中位无进展生存期从 6.3 个月提升到 9.5 个月，有效缓解率从 47.3% 提升到了 71.2%**；但是在基因突变阴性患者中，吉非替尼组药效不如常规治疗组。结果完全验证了事前的假设。

必须指出，试验获得成功的一个很大的原因，正是吴一龙等人坚持根据临床因素来选择受试者，通过富集亚洲、腺癌、非吸烟者三大典型临床特征人群作为入组对象，确保了阳性结果的最大可能，这是决定 IPASS 试验成功的关键一招。至于为什么没有进一步限制到女性人群，当时专家们基于循证证据，认为性别不是决定易瑞沙疗效的主要因素，因此尽量确保了受试人群多样化。

试验结果有力地证明，EGFR 基因突变阳性肺癌患者是吉非替尼治疗的主要受益者。而具有 EGFR 基因突变的晚期非小细胞肺癌患者，在亚洲人群中高度富集，在欧美患者中，该突变阳性率仅为 15% 左右；而在亚洲人群中，该突变阳性率可达 50% 以上。

IPASS 研究是跨国药企发起的第一个由中国研究者领头的临床试验。蔡学钧说："中国的研究者挽救了易瑞沙。他们有一种精神，铆足了劲想证明'中国可以'。IPASS 试验最后接受 FDA 稽查，公司内部也稽查两次，结果没有一个关键重大发现（critical/major findings）。"研究结果于 2008 年在欧洲肿瘤内科学会（European Society for Medical Oncology，ESMO）年会公布，2009 年正式在《新英格兰医学杂志》（*New England Journal of Medicine* 发表。2009 年，欧盟批准易瑞沙（吉非替尼）用于 EGFR 突变的非小细胞肺癌的各线治疗。2015 年，FDA 正式批准吉非替尼重新上市，限于 EGFR 基因变异阳性及 L858R 基因变异的非小细胞癌患者使用。

IPASS 研究被称为"肺癌研究史上堪称里程碑式的研究"。它明确了 EGFR 基因突变是吉非替尼获益的预测因子，确立了吉非替尼作为 EGFR 基因突变肺癌的一线治疗地位。IPASS 研究将人类抗癌治疗历史带入新阶段，自此拉开了肿瘤精准靶向治疗尤其是肺癌靶向治疗的序幕。这为后来的"篮式试验"和"伞式试验"的临床试验方法学革命奠定了基础，也标志着现代医学从循证医学时代进入精准医学时代。

机会是留给有准备的人的。吴一龙等中国研究者，抓住了这个千载难逢的历史机遇。时代和英雄互相成就。从此以后，越来越多的中国研究者，以更加自信而主动的姿态，开始成为国际多中心临床试验的主角。他们走上世界舞台，发出中国的声音，并推动中国的本土新药创制进程。

SMO 的兴起

一

在国外,没有临床试验机构入口限制,很多小的医疗机构甚至私人诊所都可以做临床试验。但是他们缺乏获得项目的能力,人员聘用成本也很高,有的医疗机构还位于边远地区,交通不便。于是,20 世纪末,在欧美出现了一种叫现场管理组织(site management organization, SMO)的临床试验行业特有的组织模式。一方面, SMO 帮助小的医疗机构和研究者从申办方获得项目,扮演商务发展和合同谈判专家的角色;另一方面,他们基于专业的临床试验能力,组织协调这些小的医疗机构和私人诊所的研究者开展临床研究,扮演项目管理和研究助理的角色。应该指出的是,在欧美的大型综合医院,基本上都有经验丰富的研究者和庞大的院内研究助理团队,对 SMO 的需求并不明显。

有了 SMO 之后, CRO 或药厂委托 SMO 进行临床研究,并将研究费用支付给 SMO。 SMO 再与各研究机构的研究者签署合同,付给研究者报酬。在这样的基本模式下,研究机构或研究者对 SMO 有很高的依赖性。 SMO 派生出了许多功能,例如培训研究者、招聘和培训研究协调员(study coordinator),并派驻到研究机构工作,协助受试者的入选、伦理委员会的申报、不良事件的报告、知情同意书的准备或翻译、财务管理和税务申报等。这样的一家 SMO，还能和多家医疗机构或私人诊所合作，它的功能因此可以延伸到协调 SMO 辖区内的研究协调员资源配置、设备配置、受试者的转移等。更有甚者，有的 SMO 建立自己的商业临床研究中心，称为 commercial site。这些医疗机构专门做临床试验，不做常规医疗服务。比如中国的立力科阿克赛诺医药研发咨询有限公司就是一家这样的 SMO，在美国有多家自己的临床研究中心。总而言之，这些 SMO 通过直接或者间接的方式，控制了研究中心的临床试验业务，扮演了医院的临床试验代理人的角色。

2000 年，李宾从西安杨森离职，去了新加坡，加入了新加坡百汇康护集团（现百汇医疗集团）旗下的鹰阁临床研究中心。这个临床研究中心本质上就是一家 SMO，为集团内医院提供临床试验 SMO 服务。2001 年，李宾回到中国，成立了百汇鹰阁中国分公司，他想借鉴在新加坡的模式，在中国开拓 SMO 业务，通过与中国的临床试验机构合作，培养和协助研究者以及其他临床研究人员，提高临床研究的质量和效率。费了许多周折，李宾终于与国内十家机构签订了合作协议，他希望能够从医院端拿到项目。但事与愿违，这些机构虽然勉强同意李宾公司的人员参与机构的一些培训工作，但最终机构从申办方或 CRO 接到项目以后，并没有让公司的人员来参与。李宾后来回忆道，实践表明，在当时国情下，让医院付钱给 SMO 几乎是不可能的事。为了公司发展，李宾不得已放弃了对公司原来的定位，把业务重心转向为申办方提供数据管理和统计，以及 CRA 人员培训和派遣服务，百汇鹰阁转变为一家中国的 CRO。中国最早的关于 SMO 的探索告一段落。

二

随着临床试验全球化，以及中国临床试验不断与国际接轨，跨国公司逐渐把中国作为一个重要的国际多中心临床试验基地。另外，国家药监局允许国际多中心试验的中国数据用于申请进口药在中国上市注册，进一步促进了在中国开展国际多中心试验的数量不断增加。到 2008 年以后，中国的临床研究行业迎来一个小高潮。

在当时的"机构认定制"背景下，中国的临床试验机构都是大学附属医院或者大型综合性公立医院，研究者作为医生，首先需要承担繁重的临床诊疗工作，常常无暇顾及烦琐的临床试验事务性工作，本应该由研究者履行的基本职责常常无法落实。CRA 限于 GCP 对职责分工的规定，只能坐在遥远的办公室里给医生打电话、发短信，推动入组；即使来到中心，监查员也只能跟研究者反复沟通协调，而不能直接参与研究者的实际工作，提供直接帮助。

这就产生了一个矛盾：**临床试验走向产业化繁荣和临床研究者数量不足及时间缺乏之间的矛盾**。这是中国特色的医疗管理体制和临床试验管理体制引起的结构性矛盾，要在不改变结构的基础上从内部解决这个矛盾，基本上是无解的。

这一时期，当时国内规模最大的临床 CRO 之一——依格斯医疗科技有限公司（下称依格斯）正处在高速发展中。随着公司的项目越来越多，研究者资源和时间不足的矛盾日益显现，很多项目的数据录入工作积压了好几个月都不能解决。2008 年 6 月，有外资申办方找到依格斯，希望公司派专人去研究中心，帮助研究者录入数据和整理文件。于是，依格斯专门招聘了几位有护士工作经验的员工，经过 GCP 和临床研究培训后，定期出差去各地录入积压的研究数据，结果效果很好。

当时在依格斯负责新业务拓展的任科、医学总监刘玉成，及后来的邢一丁，一起招募了第一批 6 名专职的研究助理，北京和上海各 3 人，都具有护士工作背景和较好的英文水平，经过 2 周培训后便被派到各研究中心，一边学习，一边工作。这些研究助理上手很快，真正帮助研究中心解决了人手不够的问题。很快依格斯又在京沪分别招聘了第二批 6 位研究助理派到研究中心工作。这些员工工作勤奋踏实，责任心强，吃苦耐劳，后来各自都在 CRO、SMO 或药企做到了项目经理甚至总监、副总裁。这两批共 12 位研究助理事实上就是中国第一个经过规范化培训、编制化管理的外派 CRC 团队。

这时候，他们意识到，中国临床试验行业的新业态和新职业即将产生了。需要立即解决几个现实问题。

首先是新业态和新职业的命名。他们结合欧美 SMO 的概念，把这种组织形态称为 SMO，把这个职业称为临床研究协调员（clinical research coordinator，CRC），以便和当时已经存在的院内研究助理或研究护士区分开。从此以后，中国的临床试验行业不光有 CRO，还有了 SMO；不光有 CRA，还有了 CRC。当然，中国的 SMO 和 CRC 从产生开始，就是带有鲜明的中国特色的，是中国国情的产物。他们的主要职责是到临床试验机构协助研究者完成临床研究中的非医学专业判断的事务性工作。

其次是 CRC 职业的基本原则。他们当时给 CRC 定下了三大原则：

（1）CRC 属于研究中心工作人员，接受 PI 的管理，其职责范围必须得到 PI 的授权。回头来看,这是非常符合 GCP 精神的。CRC 的职责来源于 PI 的授权,实质是对 PI 职责的分担,PI 授权你多少职责,你就有多少职责。这和 CRA 受申办方委派以后,就具有 GCP 赋予的监查员的全部职责有本质区别。

(2)CRC 在接受 PI 授权后,从事临床试验的相关工作,但是不能做监查;CRA 的职责是做监查,但是不能亲自做临床试验相关工作。这样就在职责范围上,把 CRA 和 CRC 根本区分开了。

(3)某公司的 CRC 只能做不是这家公司负责监查的项目,这是基于利益回避的原则。不然就有"既当运动员,又当裁判员"的嫌疑。

应该说,这三条至今在行业里也是基本原则。

最后是劳动价格的标准。他们当时把 CRC 的劳动价格标准定为 160 元/小时,后来这个标准被行业认同,维持了近 10 年。近年来因为各项成本不断增加,这个标准才提高到 200 元以上。

这之后,依格斯把这个模式进行了标准化,组建了专门的 CRC 团队,建立了管理制度和 SOP,事实上就是在公司内建立了一个 SMO 业务部门。然后开始主动出击,制作宣传材料,向各大客户推广。因为大家都有需求,所以受到了客户普遍欢迎。到 2009 年的时候,依格斯的 CRC 团队已经有 20 多人,初具规模,前途大好。然而 2009 年年底,依格斯被国际 CRO 巨头百时益(PPD)公司收购,作为一家全球性 CRO,PPD 清楚 CRO 和 SMO 是两种矛盾的业态,裁减掉了公司的 SMO 部门。于是,这一批中国最早的 CRC 纷纷转行或者跳槽。有趣的是,十余年后,PPD 又收购了丹麦最大的跨国 SMO 西斯比亚（CCBR）公司，作为一个独立子公司运营。

三

CRC 作为研究者的助手，把医生从烦琐的临床试验事务性工作中解脱了出来，使其能够发挥专业特长，专注于临床试验中的关键医学工作，提高了研究者的积极性和效率，最终促进了临床试验的进度和质量提升，给中国的临床试验行业带来革命性的变化。这就决定了 SMO 这种组织模式在中国一经产生，就有强大的生命力，势不可挡。

2009 年，在依格斯被 PPD 并购之前，公司一批高管人才加入了另一家 CRO——诺思格医药科技股份有限公司（下称诺思格），并且很快在诺思格建立了 CRC 团队。诺思格的 SMO 业务在原依格斯骨干们的运作下迅速崛起。又过了半年，这几位骨干离开诺思格又成立了自己的 CRO——普瑞盛医药科技开发股份有限公司（下称普瑞盛）。原依格斯的商务总监杨宏伟在普瑞盛专门负责 SMO 部门——普蕊斯，在依格斯最早那批优秀 CRC 之一常婷的协助下和有力的商务团队的推广下，普蕊斯在 2010 年到 2012 年迅速壮大，做成了当时国内最大规模的 SMO 品牌。

从 2009 年到 2013 年，中国第一批 SMO 陆续成立，包括 2010 年成立的思默医药，2011 年药明旗下的津石医药开始专营 SMO，2012 年前后成立的赛姆欧医药科技和联斯达医药科技。普蕊斯则在 2013 年从普瑞盛独立出来，成立了普蕊斯医药，并逐渐和普瑞盛脱离关系。这家独立的 SMO 最终在 2022 年成为中国第一家在创业板上市的 SMO。

除了少数像普蕊斯和联斯达这样的完全法律和经济独立

的 SMO 以外,中国早期的 SMO 主要都是从一个 CRO 的母公司分出来的独立公司,虽然单独运作,但是和背后的母公司仍有千丝万缕的关系。这也是全球独有、中国特色的 SMO 模式。当年依格斯建立最早的 CRC 团队所提出的三条基本原则,为这一类 SMO 奠定了基本的利益回避框架,确保了避免和 GCP 原则的冲突。

另外,中国的 SMO 模式从诞生那一天起,就面临关于业务流程合规性的讨论。依格斯最早在宣传这种模式的时候,也被外资申办方质疑过。既然把 CRC 定位于研究者团队,由研究者授权并承担责任,那么就应该由研究者来雇佣,申办方应该与机构签订合同,然后机构再和 SMO 建立合同关系,向 SMO 支付 CRC 费用。事实上,这就是后来有些机构在实践的"三方两议"模式。当然,至今大多数 SMO 实行的是和申办方直接签订业务合同,再与研究中心签署 CRC 工作协议,明确职责作为补充协议,兼顾了效率和合规性。

与此同时,作为一个新兴职业,关于 CRC 的职责范围、专业培训、规范管理、职业发展等,也逐渐受到行业包括机构管理者的关注。

总之,在中国,早期诞生的第一批 SMO,主要脱胎于一些以国际多中心临床试验和进口药品注册乃至上市后研究为主要业务的 CRO。他们以向临床试验机构派出经过培训的 CRC,协助研究者解决临床试验中非医学专业的事务性工作为主要业务。这些 SMO 的先行者们可能不会想到,在不久的将来,中国的临床试验行业对 SMO 和 CRC 的需求,将迎来井喷式爆发。在中国创新药高潮来临的时候,CRC 将扮演至关重要的角色。

机 构 的 演 变

一

　　在 ICH-GCP 的名词解释里,临床试验的实施场所被称为
"site",翻译成中文是"试验现场"。这是一个不带有组织色彩
的外延很宽泛的名词。而在中国,给了这样的场所一个颇具中
国特色的称谓——"临床试验机构",从业者日常简称"机构"。
在字典里,"机构"的英语是 institution,指机关、团体、事业单
位及企业等组织。既然是组织,就意味着有和组织相关的结
构、制度和运作规则。曾经有一家台湾药企想到大陆来做试
验,我向他们介绍大陆的临床试验管理体制,他们对"机构"的
概念觉得很新鲜,但对于"机构"的内涵和起源,他们又很能
意会。
　　临床试验机构源于 1983 年产生的第一批临床药理基地。
2001 年修订后的《药品管理法》将"临床药理基地"更名为"药
物临床试验机构",并沿用至今。2004 年 2 月 19 日,国家食品
药品监督管理局和卫生部联合颁布《药物临床试验机构资格认
定办法(试行)》及《药物临床试验机构资格认定标准》(两文件
在下文简称为《机构资格认定办法》),从此,临床试验机构进入
了认定制时代。机构认定制的实施,在中国的临床试验历史
上,产生了深远的影响。只有通过了国家药监局现场认证检查

的医疗机构,才具有承担药物临床试验项目的资格,并且在获得资格后,每3年需重新申请复核检查。这一管理模式决定了之后15年临床试验机构的发展轨迹,也在一定程度上塑造了中国临床试验行业的生态格局。

按照2004年颁布的《机构资格认定办法》的规定,药物临床试验机构在认证检查通过后,须于每年3月31日前向国家药监局和卫生部报送上一年度承担药物临床试验的情况。同时,国家药监局和卫生部对临床试验机构进行随机检查、有因检查及专项检查,省级药监机构和卫生厅(局)进行日常监督检查。应该说,这是在入口管控的基础上,进一步完善了过程监管的制度性要求。但是配套的执行细则和检查标准在当时并不明确。另外,对医疗机构开展的日常监督检查,离不开卫生主管部门的配合,这也决定了过程监管的不易。

2007年6月18日,国家药监局公布了新版的《药品注册管理办法》,首次提出将"临床试验现场核查"作为药品注册现场核查的一个组成部分。这是"临床试验现场核查"概念的首次出现,是对药品注册研制现场核查内涵的完善,是对之前的药品注册核查行动的长期必要性的法制化回应。这恰好又是药监局独立的职责和权限,但是它的威力要在8年后才得以体现。

截至2009年2月3日,全国认定的药物临床试验机构已经达到了236家,认定的专业共计1733个。2009年5月,国家药监局和卫生部共同发布了《关于开展药物临床试验机构资格认定复核检查工作的通知》,启动机构资格认定复核检查工作。并于2011年6月对首批完成了复核现场检查的134家机构进行集中会审,对符合复核检查标准的机构进行换证和公告,对不符合复核检查标准的机构发文责令整改。复核制度的落地,让机构认识到不是经过了认定就"万事大吉"了,在当时的过程监管不够充分而扎实的情况下,具有很大的警示和督促意义。

至此,认定制背景下对机构的监督管理制度基本完善和落地。包括针对机构层面的初始认定和复核、机构运行过程中的国家局的随机检查、有因检查和专项检查及省局的日常监督检查,以及作为药品注册核查的一部分,专门针对具体项目层面的临床试验数据现场核查。

二

在认定制管理体制下,临床试验机构走上了规范化和专业化道路。从 2004 年到 2010 年,这一时期,机构的角色和职能不断地发展演变,主要体现在行政管理和质量管理两个方面。

认定制之前,很多机构处于"三无"状态,无独立部门,无全职人员,无独立办公地点。"机构"的定位是业务部门还是管理部门仍没有厘清。有的机构办公室就设置在某个临床科室内,日常事务就由该科室的临床医生兼任。我曾经到一家刚成立的机构去办事,他们没有专门办公室,也没有机构秘书,机构办主任就是某科室主任。

认定制以后,机构的定位逐步向管理部门演变,将机构(包括机构办公室和各专业)视为与医院平级或略低的一级组织,医院院长或主管副院长兼任机构负责人,在体制上确保了医院领导对机构和临床试验工作的重视,在实践中也能更方便地协调本单位的资源,确保临床试验顺利开展。机构办公室(有的机构也叫 GCP 办公室)作为机构的日常办事和行政管理部门,监督管理本单位药物临床试验的相关活动。早期的机构办通常设置为某个部门下面的二级科室,最常见的是设置在药剂科或药学部下面,也有的设置在医务处、科研处下面。

由于机构认定和临床试验管理的需要,机构办逐渐有了全职工作人员和独立的办公场地,并不断完善硬件设施和规章制度建设。在组织结构上,越来越多的机构都设置了办公室主任、秘书、质控员、GCP药房药师等基本角色的配置。

这些被认定的机构都是非常知名的高水平医疗中心,临床研究者的日常诊疗工作非常繁忙,这就导致了机构办在机构的临床试验质量管理上承担了很大的责任。机构办纷纷建立起培训和质控队伍,对研究者进行GCP培训,并扮演了重要的临床试验机构内质控角色。随着时间和经验的积累,机构内逐渐产生了一批GCP专家,他们和外企进入中国的、有经验的临床试验管理者不同,是在中国本土产生的GCP专家。这些专家在后续的新机构认定、监督检查和未来的临床试验数据现场核查中,作为国家级或省级检查员,发挥了重要作用。

这一时期,机构在质量管理方面有一个标志性的制度叫三级质控体系。所谓三级质控体系,就是指一级质控由项目组质控人员负责,二级质控由专业组质控人员负责,三级质控由机构办质控人员负责。通过三级质控,层层把关,达到控制项目质量的目的,应该说,早期这一制度对于督促各级人员做好质量管理发挥了一定的作用,但是后来有流于形式的走向,一级质控和二级质控常常形同虚设,最终责任还是落在了机构办的第三级质控层面。并且机构也逐渐认识到,对于临床试验项目的质控,实际上申办方是有一整套制度和流程的,这也是GCP赋予他们的职责。而机构自身定位应该更加关注系统性问题和风险管理，从系统层面把控机构的整体实施质量和规范化运行，以履行和更好地响应法规对研究机构和研究者的权责。

随着一些知名机构的临床试验项目不断增多，研究者日益不堪重负，机构开始通过培养院内的研究助理或研究护士以及接纳院外的CRC，来协助研究者完成临床研究中的事务性工作。机构管理的一部分精力逐渐转移到这个领域上来。

文献报道，早在2004年，中山大学肿瘤医院就开始招聘应届护理本科生作为研究助理，专门协助新药临床试验工作。之后，越来越多的机构开始出现院内研究助理或研究护士。他们主要来自三个途径：返聘的退休护士、兼职的在职护士、全职的应届护理专业毕业生。他们的聘用方式有两种：一种是由机构统一聘用，统一管理；另一种是由专业科室聘用，由科室管理。后一种类型多是参与研究者发起的临床研究，由研究者的科研经费来源支撑。

院内研究助理或研究护士的优势是很明显的。一方面他们属于医院职工，对医院工作流程熟悉，对机构更有归属感和责任感。而且他们基本上都是护理人员或护理背景，可以在PI授权下，进行研究相关的辅助工作及部分护理操作等。另一方面，弊端也不少。如果是全职聘用，他们在医院的职业晋升通道受主管部门政策影响较大；如果是兼职聘用，他们的本职工作也经常和研究助理工作产生冲突。况且医院的编制有限，随着研究项目的数量不断增加，院内研究助理难以满足需求。像中山大学肿瘤医院这样的国内首屈一指的研究型医院，曾经探索过全部使用院内研究助理协助研究者工作。最终随着项目越来越多，还是重新接受了院外CRC的进入。

据有关资料记载，院外CRC产生于2007年左右，一经产生,就得到了迅速发展,数量逐渐远远超过院内研究助理。院外 CRC 优势也是明显的,他们由企业雇佣,人事管理上更加灵活。但是作为机构的外来人员,他们和医院管理体制的融合,对医院规章制度的遵守,以及人员稳定性和合格性等都带来相应的挑战。随着院外 CRC 越来越多地进入机构进行工作,对他们的管理成了机构不得不重视的职责。各机构开始逐步建立起接纳和管理 CRC 的制度。有关 CRC 的职业定位、工作职责、入口管理、培训教育的讨论和实践越来越多。一些经验丰富,水平高的知名机构纷纷开设对院外 CRC 的培训课程和进入考试,关于 CRC 的协会组织和行业共识也开始产生。

三

在这一时期,在机构发展过程中,逐渐暴露出现了一些问题。

机构都是依托医院建立,早期的机构都是中国最好的研究型医院,项目经验丰富,研究水平很高,管理也比较规范。随着认定机构的不断增加,越来越多的医院加入了临床试验机构的行列。由于自身管理经验缺乏,临床试验专业人才稀缺和监管部门检查能力有限,这些新机构的规范化管理或多或少存在问题。并且,知名机构凭借品牌效应和学术地位,往往成为国际多中心临床试验及创新药临床研究的必选之地。而后来的新的机构获得项目特别是高水平项目的机会就少得多,从而缺乏实践锻炼,更加不利于机构经验的积累和水平的提高。

项目多的机构也并不是"皆大欢喜"。由于研究者繁重的日常工作,以及医院对临床试验在科研项目认定和医生职业晋升中的定位不明确,不少研究者,甚至整个机构都对临床试验持有"无名无利"的偏见,并不十分愿意承接临床试验项目。

2011年12月6日,由卫生部和国家药监局在北京共同主办了"全国药物临床试验质量管理工作会议",全国人大常委会副委员长桑国卫出席了会议。这次会议出台了三项具体举措:

一是实施分类管理,即按照风险管理的原则,让一批条件较好的机构承担起创新药物研究的重任,形成以探索性研究的临床试验机构为引领,以验证性研究的临床试验机构为基础的专业化、网络化的新格局。

二是以信息化为载体建立药物临床试验监管信息系统,以有效规范临床试验研究行为,确保药物临床试验研究数据的真实可靠和全程可追溯。

三是改进现场检查的方式方法,将建立品种检查与机构检查相结合,事前(资格认定检查)、事中(过程检查)、事后(项目检查)管理相结合,技术审评与现场检查相结合的工作模式,发挥现场检查的最大效能。对于机构存在问题的,国家将加大处理力度,对于严重违反GCP甚至弄虚作假的行为,不再给整改机会,直接取消临床试验机构资格并予以曝光。

回过头来看,这次历史上首次国家层面的机构管理大会之后,机构的发展演变仍然是缓慢的。因为在不改变临床试验管理模式的前提下,一些固有的问题是难以得到根本解决的。但是这次大会召开的背景是促进新药创制,提高研究质量,大会所指出的三个方向:分类管理、信息化建设及重视临床试验现场检查,为未来即将到来的临床试验管理的大变革和临床试验行业的大爆发埋下了伏笔。从这个意义上来看,这次大会是很有前瞻性的,也再次证明,历史一定是有脉络可循的。

伦理委员会的探索

一

德国哲学家康德说,"世界上只有两样东西能让我们的内心受到深深的震撼,一是我们头顶上灿烂的星空,二是我们内心崇高的道德法则"。这两样东西之所以让人震撼,是因为它们都是神秘而深邃,崇高而纯粹的。对应到临床试验领域,正好体现了 GCP 精神的两大支柱——科学性和伦理性。

临床试验的伦理学是规范研究者和受试者关系的道德法则,属于医学伦理学的范畴;临床试验伦理委员会是保护受试者权益的第三方独立机构,属于医学伦理委员会的范畴。

20 世纪 80 年代,西方国家的一些研究机构和医疗机构纷纷建立起医学伦理委员会,以协商解决由医学和疾病引起的生命伦理学问题。1988 年 7 月,北京协和医科大学张琚教授在全国首届安乐死伦理、法律及社会学术讨论会上报告了《医院伦理学委员会及其在我国建立的设想》,拉开了伦理委员会在中国的实践序幕。1991 年,第六次全国医学伦理学学术会议上发布了《医院伦理学委员会组织规则》;1994 年,中国医学会医学伦理学会又发布了《医院伦理委员会通则》,为伦理委员会的建立提供了理论指导和实施依据。随后,天津市第一中心医院、北京朝阳医院、北京协和医院等一批医院纷纷组建了医院伦理委员会。**这一时期，医院伦理委员会的主要职能体现在医学伦理难题的咨询方面，发挥的作用非常有限。**

20世纪90年代中期以后，国内顶级医疗机构开展的临床科研越来越多，参与的国外研究项目也不断增加。国际社会对于涉及人的生物医学研究伦理审查的要求很严格：未经伦理审查的研究不得开展，研究成果不得发表。因此，**这些医院的医学伦理委员会的职能，逐渐从伦理咨询转向伦理审查。这就为发起药物临床试验的伦理审查做了人才准备。**1999年9月1日，国家药监局发布《药品临床试验管理规范》，其中第九条明确规定："为确保临床试验中受试者的权益并为之提供公众保证，应在参加临床试验的医疗机构内成立伦理委员会。"

所以到20世纪90年代后期，国内的临床药理基地（就是后来的药物临床试验机构）纷纷建立起了临床试验伦理审查委员会。这个阶段的伦理委员会在人员组成、管理制度、审查流程、批件格式等方面都不够规范，整体而言，处于形式和流程的建立阶段，至于实质的伦理审查能力就更有限了。

中国医学科学院肿瘤医院伦理委员会的徐震纲教授回忆道："在伦理委员会成立之初，从组建到各种制度的形成，以及伦理审查，都处于不断摸索过程中。因为当时国内并没有现成的资料可供参考，我们能够借鉴的主要是国外伦理委员会的运作经验。当时的工作条件也非常差，电脑不普及，所有的操作都是手工进行。对于一个研究方案的审查都要花费诸多的时间与精力，因为所有的资料都是纸质的，一次会议的审查材料摞起来就有一米多高。"

二

2003 年,国家药监局发布的新 GCP 里,就伦理委员会的组成和伦理审查的重点做出了更加详细的规定,为伦理委员会的工作提供了法规遵循。这一版 GCP 的制定者们应该是认识到了在医院内部成立伦理委员会可能影响到伦理审查的独立性,所以删除了 1999 年版 GCP 的"在医院内成立伦理委员会"的硬性规定,并且特意强调了伦理委员会的独立性。在随后的2004 年,国家药监局公布的《药物临床试验机构资格认定办法(试行)》里也没有提到对伦理委员会的检查和认定,给伦理委员会留下了独立于机构存在和运营的空间。但是此后的实践表明,新的认定机构无一例外都在机构内建立了伦理委员会,这成了机构建设的常规内容。

既然临床试验伦理委员会一定要建立在机构内部,国家药监局只能加大对其的监管力度。2009 年公布的《药物临床试验机构资格认定复核检查标准》即明确增加了对机构伦理委员会的审核,将其单独列为一部分。这也是当时环境下,对机构伦理委员会唯一的硬性核查要求。

为了促进伦理委员会规范化建设和伦理审查能力提升,2007 年,卫生部发布了《涉及人体的生物医学研究伦理审查办法(试行)》(下文称《办法(试行)》);2010 年,国家药监局发布了《药物临床试验伦理审查工作指导原则》(下文称《指导原则》)。从适用范围来讲,《办法(试行)》包括所有的涉及人体的生物医学研究,侧重在研究者发起的临床研究,但是其实也涵盖了工业界发起的注册临床试验。《指导原则》则明确聚焦于注册临床试验。所以事实上产生了前者和后者的适用范围重叠的问题。

在从内容规定上来说，这两个规范大体上并无冲突，除了在伦理委员会人员构成上。《办法（试行）》提到的人员构成的学科领域很广泛，包括生物医学领域、管理学、伦理学、法学、社会学等，这和涉及人的生物医学研究本来范畴就非常广泛有关系。而《指导原则》关于人员构成的学科背景仅提到要求多学科背景，包括医药和非医药人员，以及法律专家。

值得注意的是，这两个版本对组成人数的要求都是不少于5人。而2016年版的《涉及人的生物医学研究伦理审查办法》里变成了不少于7人，和国家药监局的《指导原则》的规定就有了明显差异。另外，在机构伦理委员会备案和监督管理方面，也存在双头并管的现象，最终在2020年版的GCP修订中，前所未有的明确说明"涉及伦理委员会组成和伦理审查的相关规定依从卫健委相关办法"，事实上把这一权限让渡给了卫健委，此乃后话。

在法规指引下，各家医院伦理委员会相应制定了规章制度和标准操作规程，不断走向规范化。多数伦理委员会明确了主任委员、副主任委员、委员的任职资格，配备了专职或兼职的伦理秘书，委员的人数、性别、专业和单位方面也都能够符合法规要求，且多数有专用的办公室和资料储存设施。伦理审查的工作流程也逐渐标准化。不过伦理委员会的开会周期和审查费用，并没有全国一致的统一规定，各中心区别较大，逐渐成为一个影响到项目进度和预算的问题。

对于早期初建的伦理委员会的规范化发展，申办方特别是外企也有一份功劳。比如在伦理资料递交流程上，外企和外资CRO按照自己的SOP规定，严格执行了"两封信"制度，即一封是申办方给研究者的信,一封是研究者给伦理委员会的信,这是在落实 GCP 关于申办方和研究者的各自职责。另外,在伦理批件的合规性上,逐渐形成了"一份伦理批件,一份 GCP 声明,一份伦理委员组成名单"的批件形式合规"三要素"。在我初入行的时候,不合格的伦理批件还屡屡出现,有的批件上没有批准的研究方案版本号;有的批件的 GCP 声明五花八门,不符合要求;有的批件没有审查委员的签名等。到了 2010 年以后,这些现象就不太常见了。

各机构伦理委员会通过参加培训、外出进修或邀请国内外专家组织各种伦理审查学术交流活动等,逐渐地提高了伦理审查的水平。初始审查的内容从研究方案扩展到了知情同意书、受试者日记卡、受试者赔偿及保险、SAE 等,当然,核心是关于获益与风险的权衡能力的提升。我在 2013 年暂时地离开临床试验这个行业的时候,伦理委员会对研究方案和知情同意书等提出修改意见的情况已经屡见不鲜,以至于经常需要产生针对个别中心的知情同意书版本。跟踪审查制度也逐步完善,对安全事件和方案违背的日常监管逐渐从被动变为主动。

三

随着一些新问题的出现,伦理委员会也主动地做了一些探索。

(1)**伦理委员会的资质问题**。欧美国家对机构伦理委员会有一整套的注册、认证与监督体系,而中国并无类似制度。为了建立得到国际认可的伦理审查和受试者保护体系,一些医疗机构特别是早期的临床试验机构开始关注伦理委员会的国际认证,主要包括面向亚太国家的伦理委员会审查能力发展行动战略(Strategic Initiative for Developing Capacity in Ethical Review,SIDCER)认证和美国人体研究保护项目认证协会(Association for Accreditation of Human Research Protection Programs,AAHRPP)发起的 AAHRPP 认证。2010 年前后,在国家重大新药创制科技重大专项及其他一些国家课题的支持下,掀起了一股国际认证潮,一大批机构伦理委员会通过参与这些国际认证,提升了伦理审查能力和组织管理水平。但是因为这些国际认证没有得到国内官方认可,存在合规性问题,这股浪潮并没有可持续发展下去。后来出现了针对中医药临床研究伦理审查的 CAP 认证等国内伦理审查体系认证,但是至今还没有针对广泛的涉及人体的生物医学研究伦理审查认证制度和体系。

(2)**伦理审查的水平问题**。随着被认定的临床试验机构数量增加,大批新机构产生,他们的伦理委员会虽然在形式上建立起来了,但是在审查水平和能力上,因为人才不足、经验不够,和先进机构相比,存在较大差距。特别是对于一些需要较高审查能力的领域,比如国际多中心临床试验、特殊人群临床试验、高风险的创新药物和技术临床试验,对审查委员提出了很高要求。另外,对于跟踪审查和过程监管,各中心更是执行力度和水平差别很大。有的流于形式。加强伦理审查能力建设成为当时行业的一个重要课题。针对一些新机构的伦理审查能力不够的现状,有的地方开始探讨建立某一类疾病领域伦理审查平台和区域伦理审查平台,整合经验丰富的伦理审查专家力量,为尚未建立伦理委员会及伦理审查经验不足的机构和研究者开展临床试验提供伦理审查和专业咨询服务。但是这些探索在当时的条件下并没有得到深入和拓展,很多都半途而止了。

（3）**伦理审查的效率问题。**在多中心临床试验的伦理审查方面，即使已经获得了组长单位伦理委员会的批准，通常情况下，每家中心仍需要经过本单位的伦理审查，这就影响了一个项目的整体进度，有的时候确实也没有必要。于是出现了关于"中心伦理"的探索。我在2009年就经历了涉及"中心伦理"的操作，主要是某些外资企业的上市后项目在给伦理委员会的递交信中，就明确列出三个选项："第一，接受中心伦理，放弃初始审查和过程跟踪审查；第二，接受中心伦理，放弃初始审查；第三，不接受中心伦理。"这种操作在当时还是非常少见的。而且多数机构的伦理委员会也毫不犹豫地在"不接受中心伦理"的选项旁边打钩。事实上，在当时还没有进行充分的伦理审查流程和审查内容标准化的背景下，推行"伦理互认"的条件确实也是不成熟的。

值得注意的是，以上探索都是在机构和企业层面的自发行为，而不是在政策层面的自上而下的规范和引导。而这些探索最终在顶层设计的推动下取得突破性进展，要到2015年以后了。

临床试验保险的中国之路

一

2006 年 10 月,张某(女,60 岁左右)在北京大学人民医院准备进行左膝人工关节置换术期间,参加了一项预防术后血栓的新药片剂的临床试验。这项试验是由拜耳公司发起的,拜耳集团在德国格林工业保险股份有限公司为该试验进行了投保,每个受试者的最高保额为 50 万欧元。根据张某签署的《患者须知》,受试者参与本试验受到与试验有关的伤害,保险公司将给予相应的赔付。

在服用了这种新药片剂后,张某做了左膝人工关节置换手术。术后,医院对其进行双下肢静脉造影,以检查血栓情况。在造影结束时,张某出现了休克。经抢救,生命体征得以恢复。北京大学人民医院认定该事件为临床试验严重不良事件。事后,拜耳公司只给付了她医保报销以外自行负担的部分医药费,未给予其他赔偿。为此,她向法院起诉拜耳公司,要求赔偿15 万欧元。

当时的中国,已经有了关于购买临床试验保险的相关法规依据。2003 年发布的 GCP 第四十三条规定:"申办者应对参加临床试验的受试者提供保险,对于发生与试验相关的损害或死亡的受试者承担治疗的费用及相应的经济补偿。申办者应向研究者提供法律上与经济上的担保,但由医疗事故所致者除外。"值得注意的是,该条款规定用的是"应该"而非"必须"。与此同时,GCP第十二条关于研究方案的伦理审查内容中明确提到:"受试者因参加临床试验而受到损害甚至发生死亡时,给予的治疗和(或)保险措施。"可以见当时的GCP已经明确规定伦理委员会有审查保险购买情况的职责,但是该条款规定的用词也是软性而非强制的,并且没有要求提供保险合同文件供审查。

这一版GCP颁布以后,关于保险条款的规定并没有引起医药行业和机构伦理委员会的普遍重视,国内很长一段时间也没有针对临床试验的专业保险产品出现,所以该条款也一直未能落实。因此,张某一案中,一方面,机构伦理委员会在审议试验方案时,并没有严格审议申办者的保险措施,也未留存该保险措施的相应文本;另一方面,拜耳公司以翻译成本过高为由极力拒绝出示保险的原文。导致此案的审理过程非常曲折,直到2013年,法院才最终判决拜耳公司赔偿患者5万欧元。

这起事件在当年轰动一时,临床试验各方意识到,随着国内临床试验越来越多,受试者维权意识越来越强,临床试验保险不再是一个可有可无的摆设,中国自己的临床试验保险产品落地已经迫在眉睫。2006年国务院成立并于2008年发布的《关于保险业改革发展的若干意见》中明确指出:"推进自主创新、大力发展责任保险。"为临床试验保险的落地提供了政策条件。国内保险企业开始和相关部门沟通,开展临床试验责任保险的可行性研究。

二

2008年,北京中卫保险经纪有限公司和民安保险公司(现亚太财产保险)合作,联合开发临床试验保险险种。他们在前期进行了多轮市场调研,包括中国医药市场规模、每年的注册品种类型和数量、临床试验的数量、既往相关行业风险事件数量等,也横向对比了美国、欧洲、日本等地的同类型产品。最终基于中国的司法、经济、社会发展的国情,没有采纳西方"一揽子全包"的综合保险模式,而是确定了以基础责任加选配其他附加责任的模式,以便能更好地满足中国市场需求。经过和相关部门多次沟通,基于我国的法规体系,他们最终设计出保险条款,正式**推出了我国首个"药物临床试验责任险",并完成了备案**,这也是目前我国临床试验沿用的主要险种之一。

随后陆续有丘博财产保险、安联财产保险、平安财产保险、太平洋财产保险、永诚财产保险、华泰财险保险、太平财产保险、长安责任保险等十余家保险公司在银保监会备案了临床试验保险相关险种。

早期的国内临床保险产品的客户多来自外资企业,保险的对象多是外企在中国的注册临床试验和上市后临床试验项目(外企的全球多中心项目一般都在全球层面从国外保险公司购买了临床试验保险)。2008年3月,一家外企保险公司丘博保险(Chubb,2020年与华泰财险合并为安达保险)将外国临床试验保险的保单做了汉化处理,并为一家外企在中国的注册临床试验项目承保。**这是有记录可查的最早在中国落地的本土临床试验保单。**

2008年末,在上海从事了4年房地产行业、创业失败的刘亚卿,在朋友邀请下,加入了永诚财产保险公司。当时,公司正准备开发临床试验保险,有法律专业背景的刘亚卿被领导安排负责产品的开发落地。他进入雅培制药做产品调研,这是他第一次接触临床试验。2009年1月,永诚财产保险**开出了内资保险公司的第一张临床试验保单**,保险对象是雅培制药的一个关于肠内营养混悬液的上市后研究项目。刘亚卿回忆道,作为一个新产品,当时没有太多可以参考的资料和经验,公司也没有足够的人手在这个领域,条款的报备、宣传文案、客户宣导等一系列琐碎工作都要亲力亲为,但挺有意思的。由于是上市后的项目,那时候也没有意识到有多大的风险,更没有想到临床试验保险会发展到后来的局面。

当时的中国以仿制药工业为主,国内企业基本没有购买保险的意愿,大部分研究者对此也不以为意,对机构的伦理审查也不太关注。从重庆医科大学药学院毕业的李彬彬在北京一家药学专业期刊做编辑,安逸稳定而一眼看得到尽头的工作让她突然有了"世界那么大,我想去看看"的冲动。2007年,她偶然地进入保险行业,后来加入了民安保险公司(后更名为亚太财产保险)。因为具有医药专业背景,她参与开发了首个临床试验保险险种。李彬彬回忆起早期在对临床试验责任险这个新险种进行推广的经历,不禁感慨道:"那真是相当磨炼人。挨过骂,受过误会,吃过闭门羹。"终于在2009年8月,亚太财产保险的第一张药物临床试验责任保险保单落地,这也**是第一张国内临床研究项目的保单**,保单的对象是南方医科大学南方医院侯金林教授研究团队牵头的国家"十一五"重点传染病专项——EFFPORT研究。

那是在2009年的夏天,南方医院感染科的孙剑教授主动和李彬彬联系,咨询临床试验保险的问题。由此开始了他们关于 EFFPORT 研究投保的合作之旅。由于这个项目是首个国内临床研究项目投保,大家也是摸着石头过河。研究者提出的某些问题,他们也并没有标准答案,只能基于保险制定的初衷和 GCP 的框架给予解释和说明。所幸研究者们给予了充分的信任和包容,最终敲定了这张保单的承保方案和执行细节。李彬彬曾经当面问侯金林教授为什么会选择给这个项目购买保险。侯教授说他们参与的国外多中心临床项目都是购买了保险的,所以他们也想给科研项目购买保险,万一发生意外,能更好地保障受试者权益。侯教授的敢闯敢干、敢为人先的精神,给李彬彬留下了深刻的印象。

亚太财产保险的第一个药物临床试验保单投保经验和第一个赔案处理经验都来自这个项目,也由此推开了他们之后参与国家"十一五""十二五""十三五"重大专项的大门。李彬彬回忆道,EFFPORT 研究结束 10 年后,她还会接到抗感染治疗领域的研究者来电,咨询临床科研项目的投保问题。

三

临床试验责任保险,重点是"责任"二字,利用保险的风险转移属性,保证申办者有足够的赔偿能力,同时也间接地保护受试者的权益,赔偿的内容包括:承担受试者与临床试验相关损害的诊疗费用及相应的补偿(包括护理费、误工费及伤残或死亡赔偿金,但是不涉及所谓的精神损失)。所以,临床试验保险一方面是受试者保护体系的组成部分,另一方面也是申办方风险管理的有效工具。

随着国内临床试验保险产品纷纷出台,以及类似于张某告拜耳公司之类的涉及受试者侵权案发生多起,**国家药监局和各机构伦理委员会也逐渐开始重视临床试验保险。**2010 年 1 月,国家局认证中心、北京市药监局联合举办了药物临床试验伦理审查与风险管理研讨会,20 余家在京药物临床试验机构负责人参会,围绕共同解读药物临床试验伦理审查要求,探讨药物临床试验风险管理模式,提高药物临床试验机构的权益保障能力的会议主题,展开了热烈的讨论。并建议各临床试验机构应将保险作为伦理审查的要求,把 GCP 的规定落到实处。

部分资深的临床试验机构首先行动了起来。2011 年 3 月,北京安贞医院院内 GCP 培训上增加了临床试验保险的专题培训。2012 年 6 月,中国医学科学院肿瘤医院 GCP 中心承办的第六届全国抗肿瘤药 GCP 培训班暨机构研讨会上,针对临床试验保险投保理赔流程等实施细节,参会专家就受试者保护现状展开了热烈的讨论。2012 年 11 月,首都医科大学附属天坛医院主办的临床研究 GCP 与伦理审查培训中,专门设置了临床试验保险在国内的现状及实施流程介绍。

2012 年 7 月,国家药监局认证管理中心邀请跨国和国内制药企业、CRO 公司、临床试验机构、保险公司等单位的 20 余名代表在北京召开了药物临床试验受试者保险保障研讨会。在接下来的 I 到 IV 期药物临床试验质量管理规范研讨会上,分别以上海、长沙、太原、贵阳为中心,就药物临床试验质量管理、伦理审查及试验项目检查等议题进行了研讨。**临床试验保险逐渐从少数医院走进了全国范围内药物临床试验机构的视野。**

2012 年 8 月,国家药监局药品注册司召开了药物临床试验受试者保险保障专题研讨会。会上指出,基于国内临床试验保险的现状，从监管部门的角度很重视受试者的保护和临床试验保险的实施，**随着中国制药创新能力的提高，这项工作应该加快推动起来。**

在监管当局和机构伦理委员会对临床试验保险的重视程度不断提升的背景下，国内临床试验保险项目的购买比例也不断提高。很多保险公司都陆续开出了自己的临床试验责任保险单。但是总的来说，保险覆盖率仍然较低，据文献报道，2014年以前，我国各大医院开展的临床试验项目保险购买率均低于40%，并且国外申办方投保率远远高于国内。以我个人的经历为例，当时在参与国外企业的项目的时候，保险合同普遍存在，并且是递交伦理审查的资料之一，但是我从来没有认真去阅读和理解过保险的内容，公司也没有对这方面做过相关培训。这个领域的真正爆发，要等到中国加入人用药品技术要求国际协调理事会（International Council of Hurmonisation of Technical Requirements for Pharmaceuticals for Human Use，ICH）以及创新药时代的来临。另外，作为风险管理的重要手段和受试者保护的重要途径，对临床试验保险内涵的理解，理念的普及，务实的执行，都还有很长的道路要走。

李彬彬此后一直在亚太财产保险公司负责临床试验保险业务。刘亚卿于2012年加入了上海浦东五新保险经纪有限公司作为保险经纪人至今。他们作为中国第一代临床试验保险人，一直坚守在这个小众领域，扮演开拓者和传播者的角色，为中国制药创新和受试者保护贡献自己的一份力量。

并购，还是被并购：十字路口的中国CRO

一

2009年的夏天，我在依格斯医疗科技有限公司广州办工作。办公室位于中山六路西门口的越秀新都会大厦18楼。当时我们刚从东山口的一处局促的民宅搬到这栋现代化写字楼不久。写字楼被一片老广州的骑楼包围，装修后的新办公室宽敞舒适，大约能够容纳30人办公，实际上当时广州办团队也已经超过20人了。

从表面上看，这家成立于1999年的CRO，经过10年的发展，此时正呈现一派欣欣向荣的景象。各地的办公室都在从民宅往市中心的写字楼转移。公司的项目数量持续增长，特别是承接了几个外资企业的上市后多中心Ⅳ期临床试验项目，规模很大，有的甚至达到了上百家中心参与。公司通讯录更新的频率明显加快，名单上陌生的外地同事越来越多，员工数量从100多人迅速增加到300多人。要知道这是一家纯粹的CRO，并没有后来的SMO成分。在当时，依格斯已经是中国本土最大的CRO之一。即使在今天，也算是一家规模很大的CRO了。

然而，突然在公司内部有爆炸性信息流传开来：公司要"卖了"，"卖"给一家国外的CRO。广州办远在南方，信息的来源包括通过网络途径、从同一个项目团队的外地同事获得的风言，以及去公司总部开会的广州办领导带回来的"秘闻"。无风不起浪，最终，CEO 熊炜发给全公司员工的一封信证实了：我们，所有依格斯的员工，将加入 PPD，包括他自己。

2009 年 10 月底，网络上出现正式报道，全球十大 CRO 之一，美国 PPD 公司宣布并购依格斯医疗科技有限公司。并购之后，PPD 将成为在中国员工人数最多的临床试验 CRO。接下来就是密集的整合过程。每一位依格斯员工和 PPD 重新签合同，定岗位，调薪酬。依格斯的标志从公司线上的往来邮件和线下的各处办公室迅速消失，一律更换为 PPD。

依格斯为什么会被 PPD 并购？这要从当时依格斯的企业小气候和临床试验行业的大气候说起。

从小气候来看，这家表面上欣欣向荣的中国本土第一大 CRO，其实内在已经危机四伏，暗潮涌动。当时的依格斯在获得几笔较大的投资后，快速扩张，引进了一批外资企业的管理人才，但是并没有很好地凝聚战略的共识，形成整合的力量，推进规范化的管理，要想进一步发展，将面临很大的困难。后期更出现一些高管人才的集体出走，市场口碑因此受到影响。这其实也为 PPD 并购依格斯之后遭遇的艰难整合埋下了伏笔。

从大气候来说，2008 年左右，经过了一些年的发展，国内几家头部的临床 CRO 都发展到了一定的规模，积累了一定的资源。但是这些中国本土的临床 CRO 由于先天不足，缺乏高水平的管理人员和经过良好培训的从业人员，缺乏充足资金和国际化运作经验，只能靠低廉的价格优势争取外资企业和内资企业在国内发起的研究项目，要想进一步做大做强，绝非易事。特别是在开拓国际市场，获得国际多中心试验业务方面，和在国外拿长期大单服务合同的跨国 CRO 相比，劣势很明显，处于下风。何去何从，他们走到了十字路口。

中国的临床资源丰富、人力资本廉价等优势一直对跨国药企有很大的吸引力。为了迎合国外大客户日益看重中国的临床试验资源和医药销售市场，世界头部的 CRO 都有进入中国的意愿。具体采取何种模式各有不同。比如科文斯、昆泰这些老牌 CRO，依靠自己的力量在中国组建团队。但是这无疑是经济成本和时间成本比较大的一种选择。另一些跨国 CRO，则看中了中国本土的头部 CRO，他们经过了 10 年左右的发展，已经初具规模，在中国积累了丰富的政府和医院资源，熟悉国内的业务流程和法律法规。这些跨国 CRO 认为，最好、最省力的办法就是通过并购中国本土 CRO，迅速建立和扩张在华的 CRO 队伍。

正是在这样的气候下，PPD 并购了依格斯，成为跨国临床 CRO 并购中国本土临床 CRO 的标志性事件，然而这只是中国的 CRO 重组洗牌的开始。

二

2011 年 12 月 12 日，另一家全球名列前茅的临床 CRO，爱尔兰的爱恩康（ICON）公司宣布，同意收购中国的合同研究组织——北京凯维斯医药科技有限公司（Beijing KendleWits Medical Consulting Co.，Ltd.）。

作为中国第一家本土 CRO，凯维斯多年来扎根于中国市场，积累了丰富的临床试验项目经验和本土研究机构资源，建立了从医学写作、临床操作、数据管理、统计分析、注册申报全流程的服务团队，在当时中国本土创新药产业还没爆发的情况下，进一步发展也面临挑战。通过本次收购案，ICON 得以迅速切入中国本土注册临床试验项目，并把国际多中心项目引入中国。

当时我正在凯维斯的广州办事处工作，办公室位于东山口的一个小区里。有生之年，居然戏剧性的再一次完整地经历了中国又一家代表性的 CRO 被整合的过程。作为办事处的负责人，我对这一次的整合经历有了更深刻的感受。

一方面，原本的两家公司在制度和文化上有很大差异，需要从互相包容走向融合。在办事处基层，ICON 原本在广州为数不多的几位员工加入了凯维斯的办公室，统一办公。ICON 和凯维斯的项目也开始统一运营，因地制宜地让各自的员工加入对方的项目团队。我记得，合并之后，面临的第一件棘手的事情就是，ICON 突然发布正式邮件，不承认任何和研究者签署的"小合同"。

另一方面，合并以后，凯维斯的员工需要迅速适应 ICON 的信息化和数字化管理系统，包括在线撰写监查报告、及时录入项目信息并利用系统进行项目管理。同时，基于这些运营环节积累的大数据，系统也可以提供实时项目趋势分析，管理层也能够据此和项目团队在线审阅项目。这些在当时被不少同事认为徒增工作量的华而不实的系统，后来被证明都是行业大趋势。

ICON 并购凯维斯以后，中国的三大老牌临床 CRO 只剩下泰格医药依然独立存在。事实上，泰格医药曾经也收到了昆泰抛出的橄榄枝，但是仍选择了走独立发展的路线，立志要成为"中国的昆泰"。

2004 年成立的泰格医药起步比凯维斯和依格斯晚，但是经过几年的发展，逐渐承接了一定数量的国内创新药临床研究和国际多中心试验，也走到了本土临床 CRO 的前列。2009年，泰格收购美斯达（定位欧美数据统计分析业务），2010年，成立嘉兴泰格（定位数据管理与国内、亚太统计分析业务）；2011年，成立杭州思默，提供 SMO 服务。到 2012 年末，泰格医药已经在国内超过 40 个主要城市设有服务网点，建立了一支超过 600 人的中国本土最大的临床 CRO 团队。

2012 年，泰格医药在深圳证券交易所创业板上市，成为第一家在国内上市的 CRO。在资本助力下，通过自建或收购，泰格的业务版图快速扩张，逐渐涵盖了数据管理与统计分析、SMO、影像分析、生物检测、实验室服务等临床试验相关领域的技术服务。尤其从 2014 年开始，泰格医药几乎以每年并购一家企业的速度，拓展自己的业务版图。在中国创新药高潮来临之时，更是把握了时代机遇，最终实现了公司的目标，成为"中国的昆泰"。

三

处于十字路口的不只是临床 CRO，还有临床前 CRO。其中最大的代表是药明康德。

2001 年创建之初，药明康德的商业模式就很清晰，为国外大型制药企业提供低成本、高质量的药学研发外包服务。据统计，2007 年，药明康德员工成本比美国同行科文斯便宜了32%，比一般药厂自己的研发机构便宜了 69%。药明康德严格按照国际标准开展技术服务，牢牢把握他们的核心优势："又好又快又便宜"。

市场给予了药明康德丰厚的回报，药明康德的业绩连续数年翻番，并先后获得美国富达投资集团等知名创投基金的投资。在"美国客户"和"中国成本"的双重加持下，2007年8月，已拥有近3000名研究人员的药明康德成功登陆美国纽约证券交易所，当年收入高达1.35亿美元，净利润3390万美元，市值超过11亿美元。根据药明康德公布的资料，全球前20家药企中的18家，以及前10大药企中的9家都已经成为该公司的客户。

在纳斯达克上市后，药明康德有了一个更大的抱负，要构建"医药研发领域的一体化平台"。药明康德同时在药物分子设计、生物分析服务、处方研究和制剂服务等领域全面出击。2008年初，药明康德并购了在生物制药和医疗器械都颇有建树的美国艾普科技（AppTec）。药明康德的董事长兼首席执行官李革的设想是，药明主攻世界大跨国药企，艾普科技则服务于美国中小型生物公司等长尾客户，二者正好形成互补。但是，2008年的世界金融危机让这些还没盈利的美国中小型生物科技公司很快现金流断裂，对他们的研发外包需求寄予的厚望也随之落空，艾普科技的业务断崖式下跌。药明康德认识到，世界舞台的搏击不是那么容易的。

2010年4月28日，美国临床前CRO巨头查尔斯河实验室（Charles River Laboratories International，下称查尔斯河）宣布将以16亿美元的价格收购药明康德。查尔斯河的优势在于临床前药理及毒理研究，药明康德则偏倚药物发现和合成，查尔斯河想借助药明康德，开拓中国这块海外市场，药明康德希望借助前者力量，拓展到全流程服务。但这项交易因为查尔斯河的高溢价收购方案引起了股东的极大不满而落空，药明最终只拿了查尔斯河3000万美元的违约金。

从 2011 年到 2015 年，药明康德一直马不停蹄地在美国扩张和并购，在基因测序、原料药、材料表征、细胞疗法等领域不断投资，但这种疯狂扩张并没有给药明康德带来太多股价上的变化，反而被机构围猎和做空。2015 年，药明康德从纳斯达克退市，并将母公司拆解为三家企业，回到国内股市搏击资本市场。后来的事实证明，这是非常英明的一个战略决策。药明康德的回归正好赶上了中国创新药爆发的时代，多年来积累的技术和资源终于可以在国内大有作为，成了在国内资本市场上乘风破浪的医药"独角兽"。

药明康德在构建医药研发全产业链服务体系过程中，也不可避免地往下游的临床试验领域拓展。2011 年，药明康德收购津石杰诚公司，进入临床试验服务领域，后来从津石杰诚公司演化而来的津石医药，成为中国最大的 SMO 之一。2012 年，药明与美国 CRO 公司 PRA（PRA Health Sciences）在中国成立合资 CRO——上海康德保瑞医学临床研究有限公司（英文简称 WuXiPRA），这家公司于 2016 年重组更名为康德弘翼（WuXi Clinical），作为临床 CRO，成为药明康德的全资子公司。

比较泰格和药明康德这两家走独立发展路线的中国本土 CRO 可见，在资本加持的基本保障下，并购是实现快速发展的必然选择。作为临床 CRO，泰格的主要战略是构建临床试验全流程服务平台，横向并购临床试验相关服务和产品供应商，实现在临床细分领域全覆盖。对于临床前 CRO，药明康德的战略是以更加宏观的视野，构建医药研发全生命周期服务平台，从上游的临床前研究领域往下游的临床试验领域纵向拓展。

　　并购还是被并购，这是走到十字路口的中国 CRO 需要拿的大主意。至于身处这个大时代的从业者，被席卷其中，对他们每一个个体而言，也许意味着机遇，乘势而起，实现职业发展的理想；也许面临挑战，向下沉沦，甚至被淘汰出局。何去何从，这也是他们需要拿的大主意。

"两弹一星"

一

2011年8月12日下午，一场新药上市发布会在人民大会堂举行。发布会的规格很高，与会者包括全国人大常委会副委员长桑国卫、卫生部长陈竺，还有卫生部科教司司长何维、杭州市副市长沈坚等人。被发布的新药，是后来被称为**"在民生领域堪比'两弹一星'的重大突破"**的一款抗癌药之——埃克替尼。

埃克替尼是由贝达药业开发的表皮生长因子受体（EGFR）酪氨酸激酶抑制剂，商品名为凯美纳，适用于EGFR具有敏感基因突变的局部晚期或转移性非小细胞肺癌（NSCLC）的一线治疗。

在埃克替尼之前，在NSCLC治疗领域国外已经上市了吉非替尼（易瑞沙）和厄洛替尼（特罗凯）两种靶向药，然而，中国制药在肺癌靶向药乃至整个靶向药领域还是一片空白。

2001年，在耶鲁大学做博士后的分子生物学博士王印祥和医用化学博士张晓东决定合作开发靶向抗癌药，并选择了做EGFR靶点激酶抑制剂。他们在研究了吉非替尼和厄洛替尼化学结构的基础上，找到了EGFR激酶抑制剂的化学结构通式。在此基础上，经过一系列设计开发，结构改造，发现了埃克替尼这一新的结构式。王印祥和张晓东讨论了这个激酶抑制剂商业化项目,此时,在美国已经小有成就的阿肯色大学医学院病理专业博士丁列明也加入了他们的团队,三人决定一起回国创业。

2003年,他们在杭州正式创立了贝达药业,开启了埃克替尼的临床前研究过程。经历了一系列的艰难,2005年10月31日,正式向国家药监局提交新药临床研究申请,并在7个月后获得批准。

他们找到北京协和医院主持Ⅰ期临床试验,刚开始,对方误把他们当成一个不靠谱的"小公司",拒绝承接。最终王印祥亲自上门,多次沟通终于说服协和医院接下了试验。在试验过程中,出现了受试者死亡事件,团队士气大受打击。所幸最后有惊无险,尸检结果显示,导致患者死亡的原因和研究药物无关。经历了重重考验,2008年1月,埃克替尼在北京协和医院完成Ⅰ期临床试验,并获得Ⅱ、Ⅲ期临床试验批文。

到了Ⅲ期试验的时候,贝达药业大胆地选择了和阿斯利康的吉非替尼做头对头的随机双盲对照试验。这样的方案设计当然能让试验结果更有说服力,但无疑也会带来巨大的经济压力。整个Ⅲ期临床试验做下来,光买对照药的花费就在2500万左右,总的项目经费支出预计需要5000万元。当时,贝达药业已经欠了银行3000万元,面临资金链断裂的风险。就在山穷水尽之时,公司所在的杭州市余杭区政府"雪中送炭"给予了贝达药业1500万元的支持。之后,贝达药业又得到了国家重大新药创制专项经费的支持,才得以启动Ⅲ期临床试验。

2010年4月,埃克替尼Ⅲ期临床试验完成,试验结果非常理想。与对照药相比,疗效相当,不良反应更小。从这个意义上来讲,这个药可以算是"Me Better"。

2011年4月,埃克替尼正式获得国家药监局批准上市,**成为国内具有完全自主知识产权的第一个小分子靶向抗癌药**,结束了我国靶向抗癌药完全依赖进口的历史,同时带动了同类进口药降价,降低了患者的医疗负担,因此,被誉为民生领域的"两弹一星"。

二

埃克替尼上市后,直到2015年以前,能够称得上"两弹一星"的国产创新药,还有两个,**其中一个是恒瑞医药的阿帕替尼**。

和贝达药业这样的Biotech不同,恒瑞医药开发新药走的是典型的Bigpharma路线。恒瑞在20世纪90年代以仿制药起家,积累了雄厚的物质基础。进入21世纪后,恒瑞开始转型做创新药,阿帕替尼是其最早开发的药物之一。事实上,阿帕替尼的十年研发历程也是恒瑞自主创新转型的见证。

阿帕替尼是血管内皮生长因子受体-2(VEGFR-2)酪氨酸激酶抑制剂,主要作用机制是通过选择性地抑制VEGFR-2酪氨酸激酶活性,阻断血管内皮生长因子(vascular endothelial growth factor,VEGF)结合后的信号传导,从而抑制肿瘤血管生成。公开资料显示,阿帕替尼是在凡德他尼及PTK787基础上进行结构改造的药物,是恒瑞医药与海外公司合作筛选出来的新化合物。

2004年,恒瑞医药启动了阿帕替尼毒理药理研究,并分别于2008年、2010年和2013年完成Ⅰ期、Ⅱ期、Ⅲ期临床试验,Ⅲ期临床试验由中国人民解放军第八一医院(现中国人民解放军东部战区总医院秦淮医疗区)副院长秦叔逵和复旦大学附属肿瘤医院内科主任李进教授共同牵头，共38家中心参与，至2013年5月完成，试验结果表明，和安慰剂相比，阿帕替尼用于晚期胃或食管胃结合部腺癌三线及以上治疗，显著延长了患者中位总生存期(7.6个月 *vs.* 5个月)，且安全可控。

2014年10月，阿帕替尼终获国家药监局批准上市，商品名艾坦。用于既往接受过至少2种系统化疗进展(或复发)的晚期胃腺癌或胃－食管结合部腺癌患者。阿帕替尼是全球第一个以胃癌为适应证的小分子靶向药物，改写了胃癌治疗格局。

2014年4月，另一个上市的国产一类新药是康弘药业历时10年研发的康柏西普眼用注射液，商品名朗沐，这是一个生物制药，是一种特异性抑制血管内皮生长因子(VEGF)的受体抗体融合蛋白，用于治疗湿性年龄相关性黄斑变性。

这又是一个里程碑。这个药的发明者俞德超，他也是我们前文提到的2005年由上海医药注册申请，获批上市的全球第一个治疗肿瘤的溶瘤病毒新药"重组人5型腺病毒"(当时获批的适应证是鼻咽癌)的发明者。

VEGF在促进血管通透性增加、细胞外基质变性、血管内皮细胞迁移、增殖和血管形成等发挥重要作用。通过抑制VEGF，可以阻断病变新生血管的生长、改善视力、减轻视网膜黄斑区水肿和减少出血，从而治疗眼底病。代表性药物有诺华公司的雷珠单抗和再生元/拜耳公司的阿柏西普。

2004年，俞德超和合作伙伴在对雷珠单抗和阿柏西普的结构进行修饰改造后，研发出来了康柏西普的分子结构。作为一种VEGF抑制剂，康柏西普的活性蛋白是抑制血管新生的融合蛋白——FP3蛋白,为新一代抗VEGF融合蛋白,和雷珠单抗仅能结合单个靶点相比,康柏西普能有效地结合VEGF-A、VEGF-B、PLGF等多个靶点。

2006年初,在美国多家生物制药公司闯荡多年的俞德超告别妻女,只身回国,加盟成都康弘药业集团,组建团队,研发治疗老年黄斑变性和糖尿病视网膜病变等致盲的单抗药物康柏西普。团队夜以继日地奋战了半年,终于在2006年夏天完成了临床前研究。2006年7月,该团队向国家药监局申请临床试验,6个月后拿到了临床批文。

作为中国第一个单抗类生物新药,临床试验怎么做,他们没经验,只能通过学习外国经验加自己摸索。所幸,CDE专家全程参与了研究方案的讨论,给出了很多建议,让他们尽可能规避了风险。

2009年,Ⅰ期临床试验在四川大学华西医院张明的主持下开展。此后,Ⅱ期由上海市第一人民医院眼科主任许讯主持,Ⅲ期由北京大学第一医院眼科主任黎晓新主持。由于具备结合力强、亲和力高、半衰期长、药物代谢特性好等特点,在Ⅲ期临床试验中,与对照药相比,康柏西普显示出了更佳的治疗效果、更少的注射次数及更好的药物依从性等临床优势。

2013年12月4日,康柏西普(朗沐)得到国家药监局批准上市,**是我国第一个具有全球知识产权的单抗新药,也是全球第三个眼科单抗药物**。被评为中国"眼科学界最大科技突破"之一,我国"十二五"国家"重大新药创制"专项的重大标志性成果。朗沐的诞生,打破了跨国公司独大的市场格局,降低了患者的医疗负担。

俞德超博士后来创立了信达生物,在PD-1时代再次大显身手，这是后话。

三

上文的 3 个新药和 21 世纪初中国的第一波新药相比，有很大的不一样，也可以说取得了很大的进步。

第一，在靶点选择上，它们都是围绕当时国际上药物开发的热门且已经比较成熟的靶点，对国外已经有明确上市的 Me New(first in class)产品的结构改造。它们虽然都是以 Me Too(或者 Me Better)身份上市，但是都在各自领域填补了国内空白。

第二，在临床试验阶段，设计和执行更加规范而严格，这也和中国临床试验监管制度的发展，以及临床试验各方的进步有关系。它们的试验结果也体现出不同程度的临床优势。这也是它们在上市后能够获得巨大的商业成功，能够与同类进口药竞争的资本。

那么，当时中国有没有诞生自己的Me New(first in class)呢？也有一个代表：微芯生物的西达本胺。

西达本胺，商品名为爱谱沙，2014 年被国家药监局批准用于复发性或难治性外周 T 细胞淋巴瘤治疗。它的发明者是鲁先平。有意思的是，以上几个新药都是在 2014 年获批上市的。

2001 年，在美国做博士后并挣到了创业第一桶金的鲁先平，回到深圳创立了微芯生物科技股份有限公司。他一开始就立志于原研创新分子药物的研发。微芯生物构建了基于化学基因组学的集成式药物发现与早期评价平台，并于 2002 年筛选发现和优化设计了西达本胺分子，一种苯酰胺类组蛋白去乙酰化酶(histone deacetylase，HDAC)抑制剂。

HDAC 抑制剂具有对肿瘤异常表观遗传功能的调控作用。能够抑制肿瘤细胞周期、诱导肿瘤细胞凋亡,同时对机体细胞免疫具有整体调节活性,诱导和增强自然杀伤细胞和抗原特异性细胞毒性 T 淋巴细胞介导的肿瘤杀伤作用。**西达本胺作为全球第三个 HDAC 抑制剂,有着全新的分子母核结构。**

2005 年,微芯生物向国家药监局提交了临床试验申请。进入临床试验阶段后,也遇到了资金困难,命悬一线,最后通过将西达本胺的国际专利授权出去获得现金流。微芯生物还得到国家、省和市的支持,国家"863 计划"(国家高技术研究发展计划)、国家"十一五"规划、国家"十二五"规划持续对微芯生物的项目进行了帮助。微芯生物终于渡过难关,完成了临床试验开发。

西达本胺是在 2014 年基于 II 期单臂临床试验结果附条件获批上市的药品,试验结果表明,疗效和安全性良好,并且作为口服药,患者依从性更好。西达本胺的获批上市,**填补了我国外周 T 细胞淋巴瘤治疗领域的空白,这也是中国首个附条件批准上市的新药。**

从埃克替尼、阿帕替尼,到康柏西普、西达本胺,这几个新药都是在 21 世纪初期起步,十年磨一剑,在 2010 年以后获批上市的成果。它们的成功都离不开国家的支持,特别是 2008 年以后,"重大新药创新"科技专项正式启动,连续两个"五年计划"的支持。所以,说它们是在国家支持下诞生的民生领域的"两弹一星",这是符合当时实际情况的。

它们的诞生历程,也暴露出中国新药创制要进一步发展需要解决的三大系统性问题。

第一,商业资本的介入,此所谓"天时"也。"巧妇难为无米之炊"，国家经费支持下的新药创制，不能解决大规模创新药时代的资本需求，因此，迫切需要社会商业资本的大量介入，而这是需要历史性的时机的。

第二，**制度层面的支持**，此所谓"地利"也。整个制度层面（包括政策、法规、指导原则等）需要从为仿制药工业服务转型为新药创制服务，特别是在审评、审批制度和临床试验管理制度方面，从而为新药创制提供良好环境。

第三，**CRO 体系的发展**，此所谓"人和"也。这些新药的成功在很大程度上具有探路性质，主要依赖于这些 Biotech 自己找门路、想办法，甚至自己上场干。而中国当时的整个 CRO 体系还没有为中国创新药时代的来临做好准备，发挥的作用很有限。

新时代的中国制药，需要有更多的 Me Better，甚至 Me new，群星闪耀，需要它们不但在国内发光发热，还要走出中国，到世界舞台上去比一比。显而易见的是，在这一伟大的历史进程中，Biotech 将成为创新的主角。

中国临床试验行业 2.0 时代

一

2007 年以前，除了前文提到过的凯维斯、依格斯、泰格以外，还有一些有代表性的本土临床 CRO 诞生并发展起来。2000 年成立的万全阳光医药科技有限公司，也是中国最早的本土临床 CRO 之一，在早期承接了大量的国内项目，也为行业输出了一批本土化临床试验人才，后来逐渐重心转向临床前业务和药物研发。2004 年成立的润东医药，在 2008 年作为主要发起者，推动建立了全国医药技术市场协会合同研究组织联合体（CROU），至今仍然作为一线临床 CRO，活跃在国内临床试验行业。

这一时期的本土临床 CRO，以承接国内仿制药、"改剂型新药"及中成药临床试验为主。以低廉的价格和不太规范的操作获得市场和生存空间。仅有少数本土 CRO 比如依格斯、凯维斯、泰格等可以获得国外进口药品注册项目和国内一类创新药项目，能够在比较合理的价格体系下，按照比较严格的 GCP 标准进行临床试验。至于国际多中心试验，那时候主要是外资 CRO 的势力范围，本土 CRO 就更难得有机会获得了。

2007 年以后，一批本土 CRO 新秀脱颖而出。2007 年，原昆泰中国区负责人张丹成立方恩（天津）医药发展有限公司，方恩一开始就采用昆泰的模式，走国际化路线。2008年，从原依格斯出走的一批高管成立了诺思格（北京）医药科技股份有限公司，这家公司早期有一定的依格斯风格色彩，并且成功地让中国特色的SMO模式实现了产业化。2010年，药物临床试验网创始人之一，后来的网站站长汪金海（山雪）成立了北京赛德盛医药科技股份有限公司。

受注册法规调整的影响，2007年以后的"改剂型类新药"的项目逐渐减少，所谓"三类新药"的临床试验成了本土CRO的"新宠"。一些头部CRO如依格斯、泰格、凯维斯等，开始承接到外企的上市后项目。这些项目有的规模很大，动辄几十家，上百家中心。通过承接这类项目，一方面，员工得以接受外企的相关SOP培训，按照国际标准进行操作；另一方面，公司乘势迅速扩大团队规模，建立覆盖全国的CRA网络。我记得当时参加了一个外企的抗乙肝药物上市后项目，中心上百家，需要患者随访20年。通过这些上市后项目的锻炼以及和外企积累起来的合作关系，这些CRO也逐渐有机会得到国际多中心项目的中国区订单。

多数的国际多中心试验仍然在外资CRO手里，他们从全球团队层面获得项目，当然优先让自己的当地团队参与，而不是分包给中国本土CRO。早期进入中国的昆泰、科文斯、精鼎、PPD、ICON等国际CRO巨头或者通过兼并，或者通过自建，在中国成立了临床试验团队。不少小的境外CRO也纷纷跟随跨国药企的步伐，进入中国市场，但是他们需要面临前期的低回报投入和人才招募的困难。

这一时期，本土CRO在发展上也逐渐分化。在发展路线上，一些大的临床CRO向构建临床试验全领域和全生命周期服务平台发展，一些小的 CRO 则走差异化路线，在器械、中药、上市后临床等细分领域体现特色。在角色扮演上，多数本土 CRO 还处于简单的项目承接者阶段，以控制成本求生存；少数 CRO 走向了整合服务者阶段，与一些固定申办方在某些经验丰富的特长领域建立长期而稳定的合作关系；CRO 发展的最高阶段是和申办方形成战略合作伙伴，为其提供创新性和变革驱动的技术服务，在这个层面，当时还没有本土 CRO 可以做到。

到 2013 年左右，本土临床 CRO 的数量已经达到几百家之多。在国内外环境的影响下，一部分头部 CRO 被外资 CRO 兼并，如依格斯和凯维斯；另一些本土 CRO 走向了独立上市之路。如 2012 年泰格在深圳证券交易所上市，2015 年博济医药在深圳证券交易所上市；2013 年永铭医学在新三板挂牌上市，2014 年赛德盛在新三板挂牌上市等。但是从总体市场规模来看，虽然经历了 10 余年的发展，中国本土临床 CRO 在世界市场份额所占比例依然很小，可以说微不足道。

当时在行业基层从业的我，并不能预知这个行业在不远的将来，会迎来创新药大爆发和仿制药一致性评价的时代，也不能认识到，内资药厂和内资 CRO 很快将会需要大量受过严格 GCP 和 SOP 培训的临床试验人才。我感觉自己好像在外资 CRO 里已经抵达了职业发展的瓶颈，到内资企业去又找不到用武之地，职业生涯仿佛陷入某种循环往复，看不到出口，于是在 2013 年干脆辞职继续读书去了。

二

和中国临床试验行业初创的 1.0 时代相比，这一时期最显著的特征就是出现了 SMO。自从有了 SMO，中国的临床试验生态就大不一样了。

2009 年以后，以向机构派遣 CRC 为主要业务的 SMO 公司纷纷成立，比如普蕊斯、药明津石、思默医药、联斯达等后来都发展成了几千人之众的头部 SMO。这些 SMO 公司大致可以分为两类。第一类是在法律上和经济上都独立的 SMO。这类 SMO 需要自己寻找业务，生存压力较大。第二类是 CRO 公司成立的 SMO 公司或子公司。这类 SMO 在法律和经济上不完全独立，他们可以承接背后的 CRO 的业务，生存压力较小。但是有的 CRO 要求下设的 SMO 不得承接自己公司的项目。

越来越多的临床试验项目开始配备 CRC，从外企项目到内资企业项目，从注册临床试验项目到上市后研究项目，最后成了"无 CRC 就不能做临床试验"。各临床试验机构也开始意识到 CRC 的重要性，逐步建立起聘用和管理 CRC 的制度。对于和 SMO 的合作，形成了几种模式。一些比较新的机构，希望多承接项目，积累经验，所以对于 SMO 的选择一般没有强制的要求；一些经验丰富的老资格机构则通过招标等方式选择几家列入优先名单的 SMO 公司合作；还有的机构指定某 SMO 固定合作，要求该中心所有项目都必须由指定的 SMO 承接。这种原因和情况就比较复杂。

以上的 SMO 和机构的合作模式，都没有偏离 SMO 向机构派遣 CRC 这一本质特点。在这些有中国特色的 SMO 之外，当时也确实有少数 SMO 在中国探索和实践了真正的"研究现场管理"，也就是所谓"内化植入"的模式。比如一家叫西斯比亚（CCBR）的跨国 SMO，他们与研究机构进行深度合作，共建临床研究中心,从全球引入研究项目,组织研究中心的研究人员(研究者和研究护士)及公司专业人员组成专职研究团队,遵循全球统一的 SOP 进行研究现场管理,运行效率与研究质量相当高。这一模式在当时是非常超前的。

2014 年 12 月,DIA 中国 SMO 协作组暨"CRC 之家"成立,这是中国最早的 SMO 行业组织。有 19 家 SMO 公司成为最早的协作组成员,协作组内 CRC 总人数有 1753 人,分布于全国 60 个城市和地区。DIA 中国 SMO 协作组的成立是中国的 SMO 发展到了一定规模的必然产物,这个组织后来致力于促进 CRC 的职业专业化和 SMO 的管理规范化。

这一时期还有一个显著的特征,就是随着信息化和数字化技术在临床试验中的应用,一些为临床试验操作服务的新技术、新产品开始出现。列举几类如下。

(1)**电子病例报告表**(electronic case report form,eCRF)。电子 CRF 的出现让纸质 CRF 退出了历史舞台,大大提高了监查的工作效率,并确保了数据的及时录入。电子 CRF 也让临床监查的模式发生了革命性的变化,为远程监查提供了可能。

(2)**中央化随机系统**(IVRS/IWRS)。IVRS 通过电话进行中心化随机,以及研究药品的集中管理,避免了传统盲法信封在操作上可能出现的人为差错,也促进了临床研究药品精准管理和及时调配。后来出现的 IWRS 是在 IVRS 原理的基础上,进一步发展到通过网络实现中心化随机和药品管理。

(3)**中心实验室**(central lab)。中心实验室的使用规范了血样的采集和运输程序,减少了不同中心的不同检验设备和环境带来的误差。同时也促进了专业的临床试验标本运输业务的兴起。

（4）临床试验管理系统（clinical trial management system，CTMS）。通过信息化管理平台，CRA及时地将相关的研究进展信息输入到数据库中，例如入选情况、患者访视情况、不良事件、方案违背、监查过程等。这种信息化管理系统可以将临床研究各项数据从采集、归档到报告一步到位，简化了项目经理的工作，减少了项目管理的层次和堆积如山的纸质文件。

另外，还有中心化读片、中心化心电图、中心药库等。这样一来，一类专门为临床试验提供产品和服务的企业形态出现了，他们被统称为临床研究供应商。他们有别于CRO和SMO，不直接作为某个项目的参与者和管理者，而是服务于临床研究的某个环节，或者提供某类产品。

这一时期的供应商多是国外的企业，服务对象也多是外资企业在中国的研究项目。这些新技术和新产品在国内企业和国内项目的应用推广上遇到很大阻力，但是最终在医药研发向创新药转型进程中，在国家政策法规推动和市场引导下，临床试验仍呈现出信息化和数字化的趋势。

三

如此一来，在中国临床试验行业的2.0时代，临床试验的相关企业类型和职业类型就从原来的CRO和CRA拓展到了更加丰富的领域，形成了一个行业生态圈。

2016年，我曾经构建过临床试验行业生态圈的模型，并在相关媒体上做过阐述（模型结构见图1）。在这个模型里，核心是申办方。当时的考虑是，申办方是临床试验的发起者和资助方,他们的需求的有无、大小和类型,决定了临床研究行业的存亡、规模和走向。

围绕申办方的需求,这个生态圈的核心层包括临床研究机构、CRO、SMO 以及供应商四大组织类型。临床研究机构是临床试验的实施方,CRO 是代表申办方进行质量控制和项目管理的第三方,SMO 是受到研究者授权进行临床研究相关事务性工作的第三方。而供应商则是为所有的临床研究的某一阶段或者某一领域提供产品或者服务的第三方。他们共同构成了临床试验行业的基本产业链和生态圈核心层。核心层之外是辅助层,为核心层各方的发展提供各种保障和赋能,包括提供人才支撑的医药院校、提供政策法规保障的监管部门、提供规范自律的行业协会、提供资本支持的金融机构。

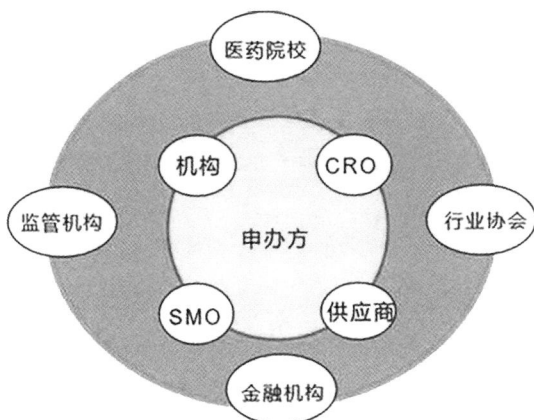

图 1

经过了这么多年,我对该模型的结构有了新的思考。第一,在原模型里,患者是缺位的。申办方的需求归根结底来自患者的需求,以患者为核心更加符合当前的以患者为中心的理念。第二,围绕患者的核心,结合 ICH-GCP 的框架,临床试验最基本的三方是伦理委员会、研究机构和申办方。伦理委员会是监督者,机构是实施者,申办方是发起者,这三方构成临床试验的基本三角关系,但是他们本身是不带产业属性的,不应该将任何一方放入产业核心层。第三,围绕三角三方的需求,产生了包括 CRO、SMO、供应商的核心层,这三类企业的交织合作才构成了临床试验作为一个产业的产业链。核心层之外的辅助层和之前不变。基于以上新的认识,我重构了临床试验行业生态圈模型,见图 2。

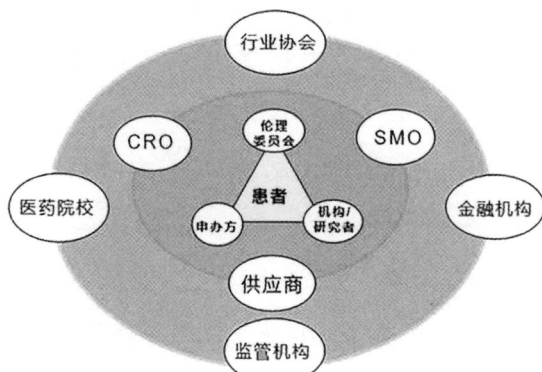

图 2

也就是说,在中国临床试验行业 2.0 时代,整个行业生态圈的结构已经搭建起来,角色已经基本完备,但是各角色还远未完善和成熟,需要一个契机,迎来大发展。

3

第三篇　大　时　代

"722"

一

2015年7月22日,星期三,农历六月初七。在浩瀚的中国历史长河里,这一天或许比较平淡,并无大事可记。但是在中国的临床试验乃至整个医药行业发展史上,这一天值得留下浓墨重彩的一笔。

这一天,国家食品药品监督管理总局(以下简称药监局)发布了一则公告,名为《关于开展药物临床试验数据自查核查工作的公告》(2015年第117号)(下文简称"117公告")。

"117公告"以"四个最严"的最高指示为名义,提出对申报生产或进口的待审药品注册申请开展药物临床试验数据核查。要害在于,要求申请人在核查之前先进行自查,确保"临床试验数据真实、可靠,相关证据保存完整",并要求于2015年8月25日前,向总局提交自查报告。

公告指出:"申请人自查发现临床试验数据存在不真实、不完整等问题的,可以在2015年8月25日前向国家食品药品监督管理总局提出撤回注册申请。""检查中发现临床试验数据弄虚作假的,……追究申请人、临床试验机构、合同研究组织的责任。""对相关申请人,3年内不受理其申请;药物临床试验机构存在弄虚作假的,吊销药物临床试验机构的资格,对临床试验中存在违规行为的人员通报相关部门依法查处。将弄虚作假的申请人、临床试验机构、合同研究组织以及相关责任人员等列入黑名单"。总而言之,公告的意思就是:有问题就自己撤,来日方长;否则,一旦被查出了问题,勿谓言之不预也。

"117 公告"的措辞不可谓不严厉,但是对于企业申请人而言,撤回,意味着努力了多年,都已经走到了注册申请最后一关,前功尽弃,怎能甘心? 因此,普遍存在观望姿态和侥幸心理。一场药监局和申请人之间的博弈就不可避免了。

博弈一开始,药监局首先"烧了三把火"。7 月 27 日,总局某副局长在贯彻落实"117 公告"的电视电话会议上一连说了"四个严重":"药物临床试验中的问题比较严重,不规范、不完整的问题非常普遍,不可靠、不真实、弄虚作假的问题确实存在,严重影响了药品审评审批的正常进行,严重干扰了上市药品有效安全的科学评价,严重破坏了审评审批的正常秩序。"这说明总局这次是摸底在先,心里有数,有备而来,绝非无的放矢。8 月 18 日,该副局长在会议上再次强调:要坚决贯彻"两个不变"(自查关门时间不变,允许主动撤回的政策不变)和"三个严格"(严格逢审必查,严格社会监督,严格核查要求)。8 月19 日,总局发布《关于进一步做好药物临床试验数据自查核查工作有关事宜的公告》(2015 年第 166 号)(下文简称"166 号文件")。"166 号文件"明确指出:"药物临床试验申请人和药品注册申请人对临床试验数据真实性承担全部法律责任。"

药企这边的反应见之于 8 月 28 日药监局发布的"169 号公告":从"117 公告"发布之日起,到 2015 年 8 月 25 日结束,涉及的 1622 个品种中,共 1094 个品种的申请人按期提交了自查资料,占 67%。主动撤回的注册申请 317 个,仅占 20%;申请减免临床试验等不需要提交的注册申请193个，占12%。也就是说，经过一个多月的自查，还有近八成的注册申请未撤回。显然，这个比例远未达到总局的预期。

随后，总局开始组织对完成自查资料填报的注册申请进行核查，并继续给那些不肯主动撤退者"坦白从宽"的机会，允许他们在核查前仍可主动撤回，不追究其责任。截至11月26日，主动撤回比例超过了30%。还有相当多申报者仍在观望，他们还在判断药监局的下一步会怎么走。

新一轮博弈开始，药监局"烧了三把更大的火"。12月4日，药监局在京召开座谈会，总局和各省级局负责人悉数出席。会议以更高的调门，提出了新的"四个严重"："临床数据造假严重影响了药品的有效性和安全性，严重影响了药品科学研究和技术创新，严重影响了药品审评审批效率，严重影响了中国制药业的国际竞争力。"12月17日，总局发出《关于进一步加强药物临床试验数据自查核查的通知》，点名表扬了几家"步子迈得快"的省份，并指出"个别省局对核查工作重视不够，核查质量不高"，要求各省局"重新组织核查，并于12月底前由省局负责人签署后向总局报送核查结果"。12月23日，总局再次召集以药物临床试验机构负责人、大型医药企业负责人和协会代表为主体的座谈会，痛陈临床试验造假之害，指出"核查中的阵痛，是医药行业重生的必经过程"，统一各方认识。

这一套恩威并施、上下合力的"组合拳"下来，企业申请人大规模撤回潮终于出现。2016年2月的最后一天，总局发布的2016年第45号公告显示，已经有1187个注册申请被申请人主动撤回，占比高达85.16%。在此期间，药监局还组织了多批核查专家对部分项目进行严格核查，对其中30个注册申请做出不予批准的决定,并对其中涉嫌数据造假的 11 个临床试验机构、合同研究组织以及检测机构予以立案调查。从当时药监局发布的三期核查公告揭示出来的情况看,核查的所有申报项目几乎都存在不真实、不完整的问题,很多申请的数据编造痕迹明显,完全不能支持其申报药品的安全有效的结论。

2017 年 6 月 29 日,药监局发布 2017 年第 80 号公告,这也是总局最后一次公布撤回品种。最终,在 2015 年 117 号公告中列出的 1622 个申报项目中,除了免临床的 193 个申请品种外,主动撤回和不予批准的总数为 1277 个,占比为 89.4%。

需要指出的是,第一,早期核查的项目主要是仿制药生物等效性试验。核查结果说明这个领域确实问题严重,真实性问题比较普遍。但是在创新药试验以及外资企业发起的临床试验领域,不规范问题虽然也多少存在,其实一定是主流,所以要看到中国临床试验行业经过十几年的发展,客观存在的这种二元结构特征。第二,"117 公告"所涉产品经过自查后的八成撤回被当时的新闻媒体渲染为"中国的制药研发数据 80% 都是造假的",这是不符合实际情况的。这样的论调误导了公众,甚至在 2016 年 10 月 5 日的英国权威医学杂志——《英国医学杂志》(*BMJ*)上竟然出现了标题为《中国 80% 的临床试验数据存在造假》(*80% of China's clinical trial data are fraudulent*)的文章,导致了极其不好的国际影响。

二

"722"之后,2016 年 3 月 28 日,药监局发布《药物临床试验数据核查工作程序(暂行)》,自此,核查常态化,成为药品注册检查的必要环节。2017 年 6 月 8 日最高人民法院和最高人民检察院发布《关于办理药品、医疗器械注册申请材料造假刑事案件适用法律若干问题的解释》，正式把临床试验数据造假行为归入刑事犯罪。从此以后，中国临床试验质量大幅提升，特别是仿制药项目，基本上不再存在蓄意造假行为。因此，"722"是中国临床试验行业的历史转折点，整个行业生态得到了彻底改变，无论是外资企业，还是国内企业，无论是知名机构，还是新兴机构，都需遵守同一个 GCP。

不破不立。虽然以上只能算是临床试验行业内的"小破小立"。但"722"的意义绝不仅仅在于发起一次临床试验数据质量的"整风运动"，而是揭开了未来数年的中国医药研发端改革这一盘大棋的序幕，是未来一整套连环棋的起手式。这一盘大棋的操盘手正是当时的药监局局长。

2015 年 1 月，新的国家食品药品监督管理总局局长走马上任，这也是总局成立以来，第一个没有医药背景的局长。然而，等待他的却是两万余件积压的药品申请、上百家排队多年等待审批的药企。

药品注册申请积压"多"、审评"慢"的问题由来已久。而这些被积压的注册申请，90%以上是仿制药、一些改剂型的二类新药以及三类新药，它们占据了审评通道。导致了真正的创新药申请无法得到加速审评审批，产生了所谓的"劣币驱逐良币"现象。注册审批时间太长，也打击了外企在中国开展临床试验项目的积极性，导致老百姓急需的境外新药迟迟不能进入中国，患者面临有药不能用的处境。

按照当时药品注册审评的速度，即使什么都不改，只按部就班处理积压的 2 万余件药品申报，至少需要 10 年的时间。更何况，明明知道这里面存在大量的低水平重复建设，大量的数据不规范甚至造假,以巨大的人力、物力、财力投入其中,意义何在?

现实的办法只有一个,让申请人自己撤退,把路让出来。于是有了"722"的80%以上申请的主动撤回,这一招解决了大部分药品因为滥竽充数而造成审批积压的问题,打通了审评审批的堵塞通道。至2017年底,等待审评的药品注册申请已降至3000件,化学药和疫苗临床试验申请、中药各类注册申请已实现按时限审评,药品审批积压问题基本消除。"722"办成了过去想办而没有办成的事情,解决了过去想解决而没有解决的问题,在中国医药改革历史上留下浓墨重彩的一笔。

三

大破之后,必有大立。2015年8月9日,国务院印发《关于改革药品医疗器械审评审批制度的意见》(国发〔2015〕44号)(简称"44号文件")。

"44号文件"的第一要害之处就是为中国的新药和仿制药树立新标准。将新药由过去的"未曾在中国境内上市销售的药品"调整为"未在中国境内外上市销售的药品",也就是从"中国新"发展到了"全球新"。另外,将仿制药由过去的"仿已有国家标准的药品"调整为"仿与原研药品质量和疗效一致的药品"。这就从源头上为仿制药质量树立了最高标杆,解决了过去仿制药越仿越差的问题。

有了新标准,怎么达到呢?

仿制药属于存量问题,核心是如何确保已有的仿制药达到新的质量标准。"44号文件"明确提到了实现办法,即**推进仿制药质量一致性评价**,对已经批准上市的仿制药,按与原研药品质量和疗效一致的原则，分期分批进行质量一致性评价。

创新药主要是增量问题，核心是促进创新药研制。"44号文件"首次提出"鼓励以临床价值为导向的药物创新"这个概念的提出是对过去不问临床价值的伪创新的否定，其内涵将在后面的连续发布的指导原则里得到阐述。"44号文件"也明确提出促进创新药创制的一项重要举措，即**开展药品上市许可持有人制度试点**，允许药品研发机构和科研人员申请注册新药，把创新药所有权和生产权分离，保护研发机构和研发人员的合法利益，从而释放他们的积极性和创造力。

为了适应新形势的要求，药监系统也需要提高自身的审评审批能力和效率，所以"44号文件"提出了要优化创新药的审评审批程序，改进药品临床试验审批，加快创新药审评审批，提高审评审批透明度等。

不破不立，破字在先，立字当头，"722"之后发布的"44号文件"是一份关于中国药械审评审批制度改革的纲领性文件，今后几年的中国药品监督就是在践行这份纲领。中国的医药研发将进入前所未有的大发展时期，中国的临床试验行业也从此进入了新纪元。

从大历史的角度来看，当时的中国正在进入百年未有之大变局，开启经济转型升级的大转折，从"722"到"44号文件"，反映了中国药品监督和医药行业痛下决心，刮骨疗伤，然后轻装上阵，赶上国家发展的整体步伐，迈上医药行业转型升级的新征程。

生存，还是消亡：仿制药一致性评价

一

在读博士的时候，我所在的学院开设了一门《国际注册法规》的课程，特邀美国某大学的药品监管科学教学团队来校讲授。有一位男老师主讲的题目是《仿制药》。讲课的风格深入浅出，声情并茂，感觉枯燥的法规是他的挚爱。

关于他对美国仿制药的介绍，至今让我印象深刻的有三点。第一，仿制药是社会需要的，对于降低医疗负担，提高药品可及性很有必要。在美国的医药市场，原研药专利到期以后，首仿药很快上市，并以原研药50%左右的价格抢占大量市场份额，原研药不得不大幅度降价，这就是"专利悬崖"。第二，美国在1984年颁布《Hatch-Waxman 法案》，简化了仿制药申请和审批程序，仿制药仅需要做生物等效性研究，证明和原研药达到质量和疗效一致即可上市，大大促进了仿制药工业的发展。第三，《Hatch-Waxman 法案》还通过专利药的专利补偿和专利链接以及仿制药的专利挑战制度设计，促进了仿制药和原研药的竞争，以及在竞争中实现各自发展，达到动态平衡。

那是在2014年，当时的中国是仿制药大国，创新药很少，因此似乎也就不需要类似美国的《Hatch-Waxman 法案》。对当时中国的仿制药，我并没有更多的概念，只记得，有时候家里的老人买药,会指定要买某家公司的药,而另一家公司的同一种药,他说吃了没有效果。这反映了一个问题,同一个通用名不同商品名的仿制药,质量和疗效不一致。

中国的仿制药好像"自己也看不起自己",以至于国内一度以"已有国家标准药品"代指"仿制药"。2002年的《药品注册管理办法(试行)》:"已有国家标准药品的申请,是指生产国家药品监督管理局已经颁布正式标准的药品的注册申请。"这种只强调仿药品标准,不强调质量和疗效标准的定义,导致仿制药上市很容易,此后,众所周知的是,中国在2007年之前批准了大量的仿制药上市,占据了国内上市药品数量的95%以上。同时,仿制药低水平重复上市和质量参差不齐的现象对中国制药行业的发展以及患者用药安全造成了不良影响。

2007年,修订后的《药品注册管理办法》对仿制药上市的要求进行了补充:"仿制药应当与被仿制药具有同样的活性成分、给药途径、剂型、规格和相同的治疗作用(即药学"五同")。已有多家企业生产的品种,应当参照有关技术指导原则选择被仿制药进行对照研究。"这里提出了仿制药和被仿制药的药学一致性问题,但是没有对被仿制药的性质和质量和疗效一致性的要求做规定。

因为质量没有公信力,所以长期以来,中国的仿制药尽管品种众多,但在与国外原研药的竞争中却长期处于弱势地位,无法替代原研药的市场。尽管国家实行了多次仿制药降价改革,但结果仍是徒劳的。从而导致国外原研药专利已经到期多年以后,在中国仍然无法产生"专利悬崖"。要终止这一现状,就必须对国内已经上市的仿制药优胜劣汰,提高质量,树立口碑。

2012 年 1 月，国务院印发《国家药品安全"十二五"规划》，首次提出对 2007 年版《药品注册管理办法》实施前批准的仿制药分期分批进行质量一致性评价。作为响应，药监局于 2013 年 2 月发布《关于开展仿制药质量一致性评价工作的通知》（国食药监注〔2013〕34 号），"34 号文件"提出 2013 年全面启动基本药物目录品种质量一致性评价方法和标准的制定，并于 2015 年完成，最终到 2020 年全面完成基本药物的质量一致性审查。但是，此后，一直也没有明确仿制药一致性评价的具体方法、进度计划、配套措施等，这直接影响了企业开展相关工作的方向性、实操性和积极性。事实上，仅仅过了一年，仿制药一致性评价工作就被搁置了。

二

2015 年 8 月，国务院出台《关于改革药品医疗器械审评审批制度的意见》（国发〔2015〕44 号）（下称"44 号文件"），这是一份深化药品医疗器械审评审批制度改革的纲领性文件。"44 号文件"提出了新的仿制药标准，即"仿与原研药达到质量和疗效一致的药品"，并将提高仿制药质量作为五大改革目标之一，首次提出"力争 2018 年底完成国家基本药物口服制剂与参比制剂质量一致性评价"，并规定在该期限内未通过质量一致性评价的仿制药，不予再注册。对通过的给予临床应用、招标采购、医保报销等方面的支持。"44 号文件"展示了顶层设计上对推进仿制药一致性评价的决心。中国的仿制药一致性评价真正启动于此时。

2016 年 3 月 5 日，国务院办公厅印发《关于开展仿制药质量和疗效一致性评价的意见》，仿制药一致性评价正式开始实施。该文件明确了评价对象包括新化学药品注册分类实施前，也就是 2016 年 3 月 4 日前，批准上市的仿制药。该文件进一步明确了时限要求：国家基本药物目录（2012 年版）中，2007 年 10 月 1 日前批准上市的化学药品仿制药口服固体制剂，应在 2018 年底前完成一致性评价。初步统计，2007 年 10 月前批准上市的化学药品仿制药口服固体制，在基药目录中有 289 个品种、17740 个批准文号或注册证号，涉及 1817 家国内生产企业、42 家进口药品企业。而这还仅仅是当时全国 5700 多个化学药品种的一小部分。

在一致性评价开展过程中，遇到了以下主要的问题和困难，并在实践中被逐一解决。

首先是评价方法问题。关于一致性评价，学界曾经有体外溶出度和体内生物等效性（bioequivalency，BE）试验之争，最终参考国外特别是美国的规制，基于中国的国情，确定了以 BE 试验作为主导方法。2016 年 3 月，原国家药监局发布的《以药动学参数为终点评价指标的化学药物仿制药人体生物等效性研究技术指导原则》作为 BE 试验的技术要求。

其次，参比制剂的选择对一致性评价的成功起着至关重要的作用。但是企业可能不按照高标准选择参比制剂，另外某些仿制药难以找到适合的参比制剂，这就需要国家规范参比制剂遴选标准。药监局于 2016 年 5 月发布了《关于发布仿制药质量和疗效一致性评价参比制剂备案与推荐程序的公告》（2016 年第 99 号）文件，该文件明确了选择参比制剂的要求。2019 年 3 月，国家药品监督管理局发布了《关于发布化学仿制药参比制剂遴选与确定程序的公告》（2019 年第 25 号），"25 号文件"的出台，取代了 2016 年第 99 号文件，更加明确化了参比制剂的选择原则，要求首选国内上市的原研药或国际公认的药品，其次是在美、日、欧等上市并列入参比制剂目录的药品。

再次，在一致性评价开展之初，临床试验机构实行认定制管理。当时全国仅有 600 多家医院有资质进行药物临床试验，其中只有不到 100 家能进行 BE 试验，这远远不能满足在时限内完成规定任务的需求。临床资源短缺成为当时一致性评价所面临的一大问题。2017 年 10 月，中共中央办公厅、国务院办公厅发布《关于深化审评审批制度改革鼓励药品医疗器械创新的意见》，提出改革临床试验管理，第一条就是"临床试验机构资格认定实行备案管理"，从此以后临床试验机构进入备案制时代，备案机构迅速增长，建立 BE 试验中心的机构数量也大幅度增加，有效缓解了临床试验资源不足的矛盾。

最后，没有激励就没有动力。为了促进企业积极开展仿制药一致性评价，在早期，主要通过优先采购、医保支付和财政支持等协同政策给予过评品种市场优势。除此之外，药监局持续公布已经通过评价的品种，并将其纳入《中国药品上市目录集》，允许企业在药品的说明书和标签中标注"已通过一致性评价"的信息。有的地方政府还给予通过一致性评价的品种额外奖励或补贴等政策红利，促进一致性评价推进实施。

三

尽管解决了一系列限速问题，随着一致性评价的深入推进，各方发现，截至 2018 年底，289 个基药目录中，仅有 140 个品种启动了一致性评价，而通过的品种只有寥寥 32 个。

根据实际情况，药监局在 2018 年发布了《国家药品监督管理局关于仿制药质量和疗效一致性评价有关事项的公告》。文件中提到"时间要服从质量,合理调整相关工作时限和要求",不再设定"2018年底"的大限,而是要求"自首家品种通过一致性评价后,其他药品生产企业的相同品种原则上应在3年内完成一致性评价"。从绝对时间要求改为相对时间要求,监管当局给自己解了套。同时还规定:"对同品种药品通过一致性评价的药品生产企业达到3家以上的,在药品集中采购等方面,原则上不再选用未通过一致性评价的品种。"也就是说,同一个品种,如果不能成为前三家过评产品,就等于被迫退出医院市场。

统计显示,截至2020年7月3日,通过仿制药一致性评价的药品共167个品种,575个品规,涉及235家企业。而289目录内的有75个品种,345个品规,涉及182家企业。进展可喜,但是依然任重道远。另外,一致性评价在各地区推进进度也差异较大,这和各省鼓励协同政策力度不一和开展一致性评价难度各异有关系。

2020年5月,药监局发布《关于开展化学药品注射剂仿制药质量和疗效一致性评价工作的公告》,化学药品注射剂一致性评价工作正式启动,自此,一致性评价从口服固体制剂开始向其他制剂推进,所有类型仿制药都要经过一致性评价的考验成为大势所趋,此前种种幻想自此打消。

2018年之后,国家引入了药品集中带量采购模式,与一致性评价协同发力。通过一致性评价的仿制药在"带量采购"政策作用下逐渐在临床用药中占取主导地位。原研药的"专利悬崖"效应和仿制药替代效应逐步显现了出来,多年以来历次改革致力的目标终于得到了初步实现。从药物经济学的角度来说,这就是"最小成本法"的体现。反映的是一个最朴实的道理：当二者的性能被拉到一致水平，谁便宜，谁的性价比就是最高的。从理论上讲，这可以在全行业，乃至全社会层面，求得最大的共识。

与此同时，随着仿制药的价格大幅度下滑，利润空间受到大幅度挤压。仿制药企业面临生存还是消亡的考验和历史性转型。要么挑战专利抢首仿、构建技术或商业壁垒来赚取高附加值的回报，要么拼规模、拼效能、拼成本来赚取"塞牙缝"的微薄利润。

在这样的背景下，具体到某一个品种，是否开展一致性评价，对于企业就是一个很大的现实问题需要权衡。因为有"722"在前，国家对临床试验数据核查趋严，按当时药学评价200万，BE试验300万的行情估计，平均一个一致性评价项目就要500万。对某些小型制药企业来说，战争还未打响，便已经选择了偃旗息鼓。即便是实力雄厚的大企业也不是没有压力。有人估算，像国药集团、上海医药集团这种拥有药品批准文号达1500个以上的制药巨头，倘若所有品种全部走一遍一致性评价，需要的资金耗费高达几十亿之多。

但对于提供药学研究和临床试验服务的第三方来说，这却意味着一个上千亿的商业市场，一个百年难遇的发展机会。我还记得，当时就有行业中人两眼发光、满脸潮红地说："我准备大干一场了！"然而我却只能对他表示祝福，然后继续躲在象牙塔里为如何按时毕业发愁。那是2015年的夏天。

在这股时代浪潮中，一大批临床CRO、SMO、样本检测、数据管理，统计分析，系统平台供应商乃至临床试验机构的BE试验中心因为承接到了大量的BE项目而发展和壮大了起来，完成了原始积累。不少CRO和研究机构都是在一致性评价之后才建立起来的，很快成为后起之秀，在行业内声名鹊起，奠定了江湖地位。与此同时，也出现了一些负面问题。比如某些机构的 BE 项目太多，出现了"竞价排位"的违法操作。另外，大量机构卷入一致性评价这股浪潮中，也不可避免地产生了 BE 中心建设过剩的问题。

"Only when the tide goes out, do you discover who's been swimming naked."（只有当潮水退去，你才会发现谁一直在裸泳。）

一切为了创新药

一

2015年8月发布的《国务院关于改革药品医疗器械审评审批制度的意见》（2015年第44号文）（下称"44号文件"）确立了中国的仿制药和新药的新标准。关于新药的内涵，该文明确界定是"未在中国境内外上市销售的药品"，也就是要做到全球"新"，并将新药分为创新药和改良型新药。

为了进一步明确创新药、改良型新药以及仿制药的注册分类，为注册申请人提供注册标准，2016年3月，原食药监总局发布了《化学药品注册分类改革工作方案》（2016年第51号文）（下称"51号文件"）。过去的药品注册分类是作为《药品注册管理办法》的附件一起发布的。为了开启中国新药研发的新时代，时不我待，但是要在短时间内修订《药品注册管理办法》是不现实的。化学药长期以来是创新药的主要类型，也是注册分类标准改革的风向标，所以监管部门单独就化学药品注册分类改革发布了"51号文件"。

"51号文件"按照"44号文件"关于新药和仿制药的新标准，对化学药品注册分类类别进行了调整，新注册分类的1类药为创新药，指含有新的结构明确的、具有药理作用，且具有临床价值的化合物，也就是我们常说的 Me New，或者 First of class（FOC）；新的 2 类药则为改良型新药，指在已知活性成分基础上，对其结构、剂型、处方工艺、给药途径、适应证等进行优化，并具有明显的临床优势的化合物，也就是 Me Better。这样就明确地把创新药和改良型新药从概念上区分开了，同时将过去被当作 3 类新药的"仿制境外已上市但境内未上市原研药品的药物"作为新注册分类的 3 类药，正式划入了仿制药行列。另外，和"44 号文件"精神相一致，"51 号文件"始终强调了临床价值是根本。而对于改良型新药的临床价值要求更高，需要有临床优势。

解决了"走什么路"以后，就要解决"怎么走"的问题。对仿制药，核心是对存量的再评价，首要的是解决再评价的方法论。**对创新药，则是如何促进增量，就中国的具体情况而言，首先是要解放生产力，激发原动力。"44 号文件"明确提出，要"实行上市许可持有人制度改革"**，采用药品上市许可与生产许可分离的管理模式，允许药品上市许可持有人自行生产药品，或者委托其他生产企业生产药品。目的是以此为抓手，释放创新者活力，优化资源配置，促进新药创制。

2015 年 11 月，全国人大常委会颁布《关于授权国务院在部分地方开展药品上市许可持有人制度和有关问题的决定》，授权国务院在北京、天津、河北、上海、江苏、浙江、福建、山东、广东、四川等 10 个省、直辖市开展上市许可持有人制度试点，允许药品研发机构和科研人员取得药品批准文号，对药品质量承担相应责任，规定改革试点实施至 2018 年 11 月 4 日。**2016 年 5 月，国务院办公厅印发关于《药品上市许可持有人制度试点方案》的通知**，标志着上市许可持有人制度试点在我国正式启动。**2017 年 8 月，国家药监局印发《总局关于推进药品上市**

许可持有人制度试点工作有关事项的通知》,根据试点中发现的问题,进一步落实药品生产销售全链条和全生命周期管理、药品批准文号允许转移、委托生产进一步放开、允许持有人销售药品。

上市许可持有人制度改革的核心就是允许**科研机构和科研人员**等成为药品上市许可持有人。同时,要求上市许可持有人要对药品全生命周期质量和安全负总责。因此,这一制度固然极大促进了创新主体的积极性,但是也对非生产企业的新型上市许可持有人承担管理责任和法律责任的能力提出了很大挑战。随着改革的深入推进,对上市许可持有人的资质审核以及履职确保成了一个很大的问题。

2018年11月,改革试点到期,又延长一年到2019年12月,这是为了和《药品管理法》的正式实施相链接。**2019年12月1日,《药品管理法》正式实施,上市许可持有人制度正式入法**。值得一提的是,在新《药品管理法》里关于上市许可持有人的定义是获得上市批准证明文件的生产企业和研究机构,把原改革试点提到的"科研人员"删除了。从对药品全生命周期负责及承担法律责任的角度来说,在中国国情下,这也是比较现实之举。

二

源头发动以后,还要解决堵点。**2017年10月,中共中央办公厅、国务院办公厅印发《关于深化审评审批制度改革鼓励药品医疗器械创新的意见》**(以下简称《两办意见》)。这是继2015年的"44号文件"之后,关于药品审评审批制度改革的第二个里程碑文件,核心就是要解决深化药品审评审批制度改革进程中的堵点。《两办意见》一出来，全行业受到震动，当时我已经在重庆某高校任职，参加了重庆市临床试验机构关于《两办意见》的专题学习讨论会。

"722"以后，中国的临床试验生态得到了极大改善，为即将开始的新药研发大发展在临床试验环节奠定了良好的质量保障，但是就临床试验速度而言，还存在一系列的管理体制的束缚，影响了新药开发的总进程。

首先是临床试验审批时间过长。《两办意见》明确提出要优化临床试验审批程序："受理临床试验申请后一定期限内，食品药品监管部门未给出否定或质疑意见即视为同意，注册申请人可按照提交的方案开展临床试验。"也就是**临床试验审批要由过去的"明示审批"制度转化为"默示审批"制**。请注意，仍是审批制，而不是备案制，这是有根本区别的。2018 年 7 月，国家药品监督管理局发布《关于调整药物临床试验审评审批程序的公告》，进一步明确了默示等待的期限为 60 个工作日。这一制度有效缓解了临床试验审批时间过长的现状，让新药能够尽快进入临床试验。默示审批制度其实是国际惯例，FDA 的法定期限是 30 天，比中国的更短。随着中国的审评审批能力提升和未来新药研发形势的需要，我们的默示审批制还有提升的空间。

"默示审批"不等于注册申请人和审评机构"不相往来"，相反，及时而且充分地沟通非常重要，是能够实现高质量默示批准的前提。所以《两办意见》明确提出要"建立完善注册申请人与审评机构的沟通交流机制"。2018 年，**国家药品监督管理局发布《药物研发与技术审评沟通交流管理办法》**（2018 年第 74 号），为规范申请人与国家药品监督管理局药品审评中心之间的沟通交流提供了可操作的制度遵循。

第二是临床试验机构资源不足。《两办意见》明确提出：**"临床试验机构资格认定实行备案管理。**具备临床试验条件的机构在食品药品监管部门指定网站登记备案后,可接受药品医疗器械注册申请人委托开展临床试验"。经过一段时间的过渡,医疗器械临床试验机构和药物临床试验机构分别在 2018 年 1 月 1 日和 2019 年 12 月 1 日正式实施备案制度,终结了2003 年建立的机构认定制。不过从《两办意见》开始到后来的备案制正式实施,在制度设计上,始终埋下了一个限制条件:"临床试验主要研究者应具有高级职称,参加过 3 个以上临床试验。"不得不说,这一手是相当有预见性的,监管部门因此始终掌握了机构备案的可控性。

备案制实施以后,BE 试验中心数量大幅度增加,解决了仿制药一致性评价的临床资源不足问题。大量的新备案临床试验机构也为承接新药临床试验提供了更多的选择,促进了临床试验资源在中国从东部往西部扩展;从一线、二线城市往三线、四线城市扩展;从大型三甲医院往新的三甲甚至二级医院扩展。机构的可选择性也有所增加,客观上也促进了临床试验机构办从被动的"审查性部门"向主动的"服务型部门"转变。但是与此同时,中国的研究者的投入度并没有成比例增加,这导致了 SMO 行业的大发展和 CRC 从业人数的急剧增加。

一旦进入临床试验实施阶段,伦理审查是一个限速步骤。《两办意见》提出要"完善伦理委员会机制",提出了**"区域伦理"**的概念。"各地可根据需要设立区域伦理委员会,指导临床试验机构伦理审查工作,可接受不具备伦理审查条件的机构或注册申请人委托对临床试验方案进行伦理审查,并监督临床试验开展情况。"此后，关于区域伦理，部分发达地区先行先试，取得了一定的经验，但是就全国范围而言，受制于环境，总体进展和对加快新药研发进度的实质性影响不大。

《两办意见》还要求"提高伦理审查效率"首先提出了"**伦理前置审查**"："注册申请人提出临床试验申请前，应先将临床试验方案提交临床试验机构伦理委员会审查批准。"应该说临床试验的默示审批制及 60 天期限的明确，让伦理前置审查的实现成为可能，相当多的机构都相继发布了伦理前置审查办法和流程，为了控制风险，多数机构还是会要求以提交与审评机构的沟通会议纪要作为启动伦理前置审查的前提条件，从而达到伦理审查和监管审查同步走、同步批的目的。从实际意义来讲，伦理前置审查所能够节省的时间是有限的。

另外，《两办意见》还提出了"**伦理互认**"。"在我国境内开展多中心临床试验的，经临床试验组长单位伦理审查后，其他成员单位应认可组长单位的审查结论，不再重复审查。""国家临床医学研究中心及承担国家科技重大专项和国家重点研发计划支持项目的临床试验机构，应整合资源建立统一的伦理审查平台，逐步推进伦理审查互认。"回过头来看，伦理互认对于加快临床试验启动前进度可能是最有意义也最可现实的，因此取得的进展也是最大的。一方面，一些资深机构纷纷表示愿意承担中心伦理审查职责；另一方面，更多机构也提出了明确的接受中心伦理的条件和程序。后来，伦理互认的范围更是从一个项目内部的分中心之间，发展到跨中心、跨城市、跨区域的伦理互认。

三

除了临床试验审批和实施环节以外,新药上市的另一个堵点是上市审批环节。"722"以后,大量仿制药注册申请积压被"逼退",为监管当局把重心转移到新药审批上来创造了条件。

2015年8月的"44号文件"即要求"对创新药实行特殊审评审批制度。加快审评审批防治艾滋病、恶性肿瘤、重大传染病、罕见病等疾病的创新药,列入国家科技重大专项和国家重点研发计划的药品,转移到境内生产的创新药和儿童用药,以及使用先进制剂技术、创新治疗手段、具有明显治疗优势的创新药"。这里提出了加快审评审批的范围,主要是创新药以及严重威胁生命健康的重大疾病的仿制药物。2016年2月24日,原食药监管总局发布了《关于解决药品注册申请积压实行优先审评审批的意见》即"19号文件",提出了"优先审评审批"的详细范围和申请流程,正式以"优先审评审批"为核心制度以落实"加快审评审批"政策。

2017年12月,原食药监管总局发布《关于鼓励药品创新实行优先审评审批的意见》("126号文件"),取代了2016年的"19号文件"。和前者相比,"126号文件"主要是增加了"在公共健康受到重大威胁情况下,对取得实施强制许可的药品注册申请,予以优先审评审批"。

优先审评审批制度的建立,为未满足临床需求的新药尽快上市开了绿灯,提供了直通车,第一时间,大量的注册申请被纳入优先审评。而优化优先审评制度的适用范围、终止要求、审评时限等还不够明确。直到2020年新修订的《药品注册管理办法》才正式形成了以突破性治疗、附条件批准、优先审评、特殊审评等四大通道为核心的加快上市注册程序体系。

促进创新的"最后一千米"是让创新药最终用到患者身上，同时让创新者真正获益。2017年的《两办意见》提出了"**探索建立药品专利链接制度以及开展药品专利期限补偿制度试点**"的建议，并"**支持新药临床应用。及时按规定将新药纳入基本医疗保险支付范围**"。从而构成了完整的全链条支持新药创制的闭环。

在中国，改革往往是政策先行，行之有效，而后立法固化。所以这一阶段的审评审批制度改革，有探索的性质，是摸着石头过河。后面就该中国的新药研发人和临床试验从业者登场表演了。

从 fast follow 到 license out

一

20 世纪 90 年代,程序性死亡蛋白 1(programmed cell death protein 1,PD-1)和程序性死亡-配体 1(Programmed cell death ligand 1,PD-L1)相继被科学家发现。这两者结合后,能够负调节免疫应答,而通过抑制他们的结合,则能激活机体自身免疫,抗击肿瘤细胞。以美国 Medarex 公司、荷兰 Organon 公司为代表的一些医药企业纷纷开始利用这一原理开发抗肿瘤药物。2012 年,PD-1 已一跃成为肿瘤治疗领域最热的靶点之一。

2014 年 9 月 4 日,默沙东(MSD)公司(收购了 Organon 公司)的帕博利珠单抗(Pembrolizumab,商品名 Keytruda)在美国获批上市。2014 年 12 月 22 日,百时美施贵宝(BMS)公司(收购了 Medarex 公司)的纳武利尤单抗(Nivolumab,商品名 Opdivo)也被 FDA 批准上市。两款 PD-1 抑制剂首次被批准的适应证都是转移性黑色素瘤,后来向多个瘤种拓展。2018 年 6 月 15 日,中国批准了施贵宝的纳武利尤单抗上市;一个月之后,7 月 25 日,又批准了默沙东的帕博利珠单抗上市。

早在 2012 年,中国几乎和世界同步开始对 PD-1 的研发和产业化的追逐。2011 年成立的信达生物和百济神州、2012

年成立的君实生物，以及一直在致力于从仿制药向新药转型的恒瑞医药纷纷瞄准 PD-1。最终，君实生物拔得了头筹。2018年 12 月 17 日，君实生物的特瑞普利单抗（商品名拓益）获批上市，仅仅比 BMS 的纳武利尤单抗晚了半年，成为第一个上市的国产 PD-1 单抗，其适应证也是恶性黑色素瘤。

紧随其后的是信达生物。2018 年 12 月 24 日，信达生物的信迪利单抗（商品名达伯舒）正式获得国家药监局批准，用于治疗至少经过二线系统化疗的复发或难治性经典型霍奇金淋巴瘤。值得一提的是，信达生物的创始人正是曾经发明单克隆抗体新药康柏西普的俞德超博士。2019 年 11 月 28 日，信迪利单抗更是成为首个进入国家医保的抗 PD-1 单抗。第三个获批的 PD-1 抑制剂是恒瑞的卡瑞利珠单抗（商品名艾瑞卡），于 2019 年 5 月上市。第四个是 2019 年 12 月获批的百济神州的替雷利珠单抗注射液（商品名百泽安）。

欧美经过了 10 余年的基础研究和 10 余年的成药性研究，才推动了最早的两个 PD-1 药物上市。而中国在国外上市以后短短 4 年就相继有了 4 个国产 PD-1 抑制剂陆续上市，后来我们甚至成为全球该赛道的主要贡献者。这和过去对国外小分子化学药靶点的跟进动辄十年以上的时间差相比，真是天上地下。这种快速跟进国际创新靶点，在国内研发上市的模式，被叫作"fast follow"模式，本质上仍然是"Me Too"或者"Me Better"，区别于过去就在于更"fast"。

这种"fast follow"有 Bigpharma 的参与，比如恒瑞医药，但是更主要的"玩家"是 Biotech，比如信达、君实、百济神州等。Biotech 因为先天性优势，是创新的主角。但是他们要做到 fast follow，除了科学家扎实的基础研究以及企业家的胆识和决策力以外,离不开两个条件。

一是政策的支持。2015 年,"722"以后开始的临床试验数据核查常态化,为中国的临床试验质量提供了保障,为中国新药的试验数据得到世界认可奠定了基础。随后,临床试验注册从明示审批转换为默示审批制,并且同步建立了沟通制度,以及一系列加快注册上市制度的落地,使得前面这几个 PD-1 能够通过非传统临床试验设计(单臂试验、替代终点等)快速上市。而从 2016 年开始实施的上市许可持有人制度改革,为 Biothch 赋能,让他们可以通过委托生产和委托销售来实现商业化获利。

二是资本的支持。政策的给力和迅速的落地,让新药研发在中国的前景从来没有如此明朗过。2011 成立的百济神州在 2014 年拿到的第一批融资 4500 万美元,领投方便是高瓴资本。除了民间资本以外,2018 年 4 月和 11 月,国家分别推出了香港交易及结算所新政和上海证券交易所科创板,允许未盈利生物医药企业上市,开拓融资通道,缓解新药研发耗时长、盈利难的局面。

这种在政策和资本加持下走出来的"fast follow"模式,大大提高了中国的创新药临床开发和上市进程,但是也带来了同靶点扎堆的同质化竞争。比如 PD-1 抑制剂,到 2021 年,中国已经占据了世界一大半的 PD-1 研发项目。

二

"fast follow"虽然快,也要从头做起,于是有人想到了更简单的办法,就是"拿来主义",直接从国外引进。

2013 年,曾经和李嘉诚一起创办了和黄医药,又在红杉资本做过医药投资人的杜莹，创办了再鼎医药。与众不同的是，杜莹并没有直接从实验室的源头找创新药产品，而是找到了一条全新的商业模式：在资本的帮助下，直接从国外 Biotech 手里购买成熟管道，获得中国区开发权；然后利用国内的大规模患者人群和成熟的 CRO 服务，快速推进临床试验和商业化，也就是后来被广泛效仿的"license in"。这套借助风险资金启动，引进某一个药物的知识产权，再委托 CRO 企业来跟进开发新药的模式被称为"再鼎模式"，也叫 VIC 模式（Venture Capital + Intellectual Property + CRO）。在这种模式下，实现产品快速上市，各个利益相关方能以最快速度退出，完成资本变现。

"license in"模式的启动依赖于资本的介入。所以资本方看透了这一模式的逻辑以后，干脆直接下场。他们自己出钱，成立医药公司，然后找来医药专业团队，licence in 国外产品，在国内迅速开发，然后上市变现。于是，在这种模式下，创新药"从原来的每年若干个，变成批量地往药监局送"，这更加剧了同质化竞争，不同热门靶点项目在中国更加扎堆；各大临床研究机构的肿瘤患者都不够用了；医保谈判动辄一砍就是 80%的降幅。"license in"模式逐渐背离了创制新药的初衷，成了快速套现离场的手段，最终很多走向了泡沫化。

中国创新药企业的研发能力逐渐得到世界认可。特别是2017 年，中国正式加入了 ICH，国内研发和临床试验规范与国际规则接轨，实现数据中外互认。在国内越来越多的企业开始走上了出海之旅。越来越多的企业通过转让在研产品的海外权益，获得较为可观的现金流，反哺公司在国内的研发活动，形成良性循环。这就是"license out"模式。License out 固然有内卷的动因,但是也反映了中国医药工业从原来几乎无新药产业的窘境,在短短几年时间里发展到建立起了在国际有竞争力的创新药开发生态和创新技术平台,有能力为世界提供创新产品,满足各国差异化临床需求,这不能不说是伟大的进步。

2020 年是国内药企 license out 的突破之年,2020 年 9 月,天境生物与艾伯维就 CD47 单抗 TJC4 的开发和商业化达成全球战略合作,获得总额包括 19.4 亿美元的首付款和里程碑付款;2021 年 1 月,百济神州与诺华就 PD-1 单抗替雷利珠达成协议,达成总额包括 22 亿美元的首付款和里程碑付款。抗癌药物是中国 license out 的主导品种。据 2020 年数据统计,中国涉及药物靶点 PD-(L)1、VEGF、EGFR 等广谱抗癌靶点比例占到全部抗肿瘤领域交易量的半壁江山,靶点关注度相对集中。其中又以 PD-(L)1 为首,约为全部抗肿瘤领域授权的 1/4。

2021 年 8 月,荣昌生物宣布与 Seagen 达成独家全球许可协议,授权 Seagen 开发和商业化维迪西妥单抗(RC48),当时的交易总金额达到 26 亿美元,拉开了国产抗体偶联药物(antibody-drug conjugate,ADC)的出海序幕。不同于 PD-1 这一单一靶点,ADC 由抗体、连接子、毒素等诸多零件构成,每一个零件都有创新空间,因此药企可以通过差异化设计,排列组合,实现创新,这是中国所擅长的创新模式。所以国内 ADC 虽起步较晚,但是 ADC 技术平台及在研管线迅速获得国外药企广泛认可,国产 ADC 海外授权交易火热。

三

license out 属于"产能出海",而不是"产品出海"。后者因为面临国外开展国际多中心临床研究以及建立上市后销售团队的高昂成本，显然是一条最难走的路。

百济神州就偏偏选择了这一条路。2012年，公司立项布鲁顿酪氨酸激酶（Bruton's tyrosine kinase，BTK）抑制剂开发。百济的科学家们筛选出来了一款比明星药物伊布替尼的选择性更高、活性更强的BTK抑制剂——泽布替尼。2017年，百济发起了一项全球多中心临床试验，大胆地将泽布替尼和伊布替尼做头对头对照，评估用于治疗复发/难治性（R/R）慢性淋巴细胞白血病（chronic lymphocytic lenkemia，CLL）/小淋巴细胞淋巴瘤（small lymphocytic lymphona，SLL）的有效性和安全性。研究共在全球范围15个国家145个临床研究中心入组了652例患者，其中60%患者来自欧洲，17%在美国，14%在中国，9%在新西兰和澳大利亚。这是一个名副其实的国际多中心临床试验，可见百济神州的抱负。

试验结果显示，相较于伊布替尼，泽布替尼能够显著延长受试者的PFS，同时能够显著降低疾病进展风险。而相比伊布替尼组，使用泽布替尼的患者中，由于心脏相关疾病而停药的比例也显著更低。泽布替尼成为全球首个且唯一在CLL/SLL中头对头对比伊布替尼取得PFS（无进展生存期）与ORR（总缓解率）双重优效性的BTK抑制剂，力证自身的"best in class"地位。2019年11月，泽布替尼被FDA加速批准，用于治疗既往接受过至少一项疗法的套细胞淋巴瘤患者。泽布替尼也因此成为第一款由中国企业自主研发、被FDA获准上市的抗癌新药，实现了中国原研抗癌新药出海"零的突破"。

而在中国早已"内卷"到白热化的PD-1抑制剂，也必然走上出海之路。领头的，正是最早上市的几个PD-1抑制剂，这条路走得并不顺利。

2022 年 3 月，FDA 拒绝了信达生物的信迪利单抗上市申请。理由是支撑其上市的单一中国人群临床研究得到的数据不适用于美国患者人群和美国医疗实践。他们建议信迪利单抗应当以总生存期为临床终点，且应该把已批准的 PD-1 疗法作为对照组进行头对头试验。这对国内当时的靶点扎堆、同质化内卷现象是一个警示。

一年多以后，2023 年 9 月，欧洲药品管理局（European Medicines Agency，EMA）批准百济神州的替雷利珠单抗注射液作为单药用于治疗既往接受过含铂化疗的不可切除、局部晚期或转移性食管鳞状细胞癌的成人患者。替雷利珠单抗成为第一款成功"出海"的中国 PD-1 抑制剂。一个月以后，君实生物的特瑞普利单抗成为 FDA 批准的首个鼻咽癌治疗药物。可见，是否能够满足当地未被满足的临床需求，以及设计科学、数据质量好、疗效显著的试验，是能否顺利"出海"的关键。

总之，得益于政策和资本大力助推，中国进入了新药大爆发时期。2021 年，我国研发的创新药已经占到了全球创新药管线的 14%，占比达到全球第二，体现了惊人的中国速度。一系列中国产的重磅药物不仅填补了国内创新药空白，实现了进口替代；同时，还走上了出海征程，出征国际大市场。

大量的新药临床试验项目被投入市场，特别是对于 Biotech，没有条件建立自己的临床操作团队，更需要将临床试验业务外包出去，这就为临床试验行业提供了发展大机遇。在大时代的召唤下，很多临床前 CRO 的业务延伸到临床，形成了研发全周期全能型 CRO。比如药明康德、凯莱英、康龙化成等。一些本土的临床 CRO 也抓住机会，迅速崛起成为行业巨头，比如泰格。过去200人的团队规模就算是国内首屈一指的临床CRO，现在出现了若干家达到500人甚至1000人以上规模的临床CRO。更不要说为临床试验机构提供院外CRC的SMO，几家头部SMO甚至都达到了几千人之众。

整个行业的市场规模以及对人才的需求急速膨胀，为这个时代的临床研究从业者提供了辽阔的舞台和遍地的机会。机会多是好事，但是也带来了行业的浮躁。很多企业以不差钱的姿态和"只争朝夕"的心态，无心花费心血培养人才，而是依靠猎头到处"挖人"。从业者也不再安于在一家企业内部长期的潜伏和坚韧的生长，而是为了获得薪酬和职位的快速提升而频繁地跳槽。

总之，在创新药大爆发和仿制药一致性评价的双轮驱动下，中国临床试验行业进入了大繁荣、大发展时代。

进口药品注册与国际多中心临床试验

一

一群患者,因为吃未经国家批准的印度仿制药而被警察抓起来了,警察要求他们说出提供药品的人,他们都不约而同地保持缄默。其中一位老妇站起来说:"领导,求求你们,别再追查假药了行吗? 这药假不假,我们这些吃药的人还不知道吗? 谁家不会遇上个患者,你能保证你一辈子不得病吗? 你们把他抓走了,我们都得等死,我不想死,我想活着。"

这是 2018 年上映的电影《我不是药神》中的一个情节。影片讲述了肿瘤晚期患者通过主人公从海外代购印度仿制药"格列宁"的故事。影片一上映,就引起了社会的广泛关注,提出了一个很尖锐的问题:为什么这些人要铤而走险从海外购买未经国家批准的仿制药?

直接原因当然是国内无药可用,患者为了活命,不得已而为之。国内为什么会无药可用呢? 首先是国内企业提供不了。长期以来,中国自己的新药创制能力较差,仿制药工业又大而不强。此事前面多篇已议,毋庸赘述。其次是国外已有的原研药迟迟不能进口到国内,或者即使进口进来了,也价格昂贵,患者买不到或买不起。

20 世纪 90 年代开始,中国提出建设社会主义市场经济,加大力度吸引外资。因为中国市场的重要性，辉瑞、诺华、罗氏、阿斯利康等跨国药企纷纷进入中国。他们要向中国出口药品，就需要由其在华分公司或代理机构在中国办理药品进口注册，一些国外创新药被要求做临床试验。这类进口药品注册以及相应的临床试验业务，过去通常由外企在华分公司直接执行，少部分委托给外资 CRO 或者部分国内 CRO 承接。

由于当时在相关法规和指导原则上的建设不完善，这样的进口药品临床试验一般是参考国外注册临床试验的方案，在国人身上再做一次。实际上就是在新地区重复原来的研究，谈不上方法学的创新，在某种程度上也可以说是资源的浪费，并拖延了境外药上市的时间。但是因为这些临床研究严格按照外资企业成熟的 SOP 操作，为中国培育了最早的一批具有 GCP 意识并且严格遵循 GCP 操作的临床研究者和临床试验从业者。

1998 年 3 月，ICH 发布了 ICH E5（R1）（影响接受国外临床资料的种族因素），提出了境外试验的桥接策略。所谓桥接试验，就是在考虑原试验的数据有效性的基础上，再附加一个小的试验，这样就能够以更小的成本，更高的效率证明该药物对新地区人群是否具有同样的安全性、有效性，从而达到上市的目的。可见，真正的桥接试验绝不是对之前研究的简单重复。ICH E5（R1）为在国内开始桥接试验提供了方法学指引。但是当时国内对 ICH 认知不多，也没有要求遵守。由于当时的中国药品审评审批能力有限，以及国内医药创新产业的落后，最终进口药在国外上市多年以后，才有机会登陆中国市场。据统计，从 2008 年到 2016 年，美国上市了 275 个新药，只有 40 个进入了中国，仅占 14.5%。其中 29 个典型新药，中国比美国晚上市 7 年。

《我不是药神》实际上是在为始于 2015 年的审评审批制度改革走向深入，特别是加快进口药品上市摇旗呐喊。影片引起了国家层面对于境外创新药进口的重视，2018 年 4 月和 6 月，李克强总理两次主持召开国务院常务会议，决定对进口抗癌药实施零关税，并鼓励创新药进口，加快已在境外上市新药审批、落实抗癌药降价措施、强化短缺药供应保障。此后，国家相继发布了简化境外上市药品审批程序，并建立了临床急需境外新药加快审评审批的通道，发布了多批急需境外新药的名单。

这里的一大限速关键点就在境外数据链接领域。自 2017 年我国加入 ICH 之后，逐渐加强了对境外临床试验数据衔接方面的研究，桥接研究的规范化成为大势所趋。2017 年 10 月 8 日，中共中央办公厅、国务院办公厅联合印发的《关于深化审评审批制度改革鼓励药品医疗器械创新的意见》的第六条提出：在境外多中心获得的临床试验数据，符合中国药品器械注册相关要求的，可用于在中国申报注册申请。2018 年 7 月 6 日，药监局发布《接受药品境外临床试验数据的技术指导原则》，对接受境外临床试验数据的适用范围、基本原则、完整性要求、数据提交的技术要求以及接受程度都做了明确规定。

二

进口注册的对象是已经在国外上市的药品。这样的话，即使在中国可以通过境外数据外推免临床，也改变不了产品先在国外上市然后在中国申请注册的流程。人们自然会想到，如果该产品在国外做注册临床试验的时候，就同步纳入了中国的中心，那么最后得到的数据自然就包含了中国人种的数据，不就可以直接支撑在中国的注册上市了吗？这样就可以大大加快药品上市注册进程，从理论上来讲，甚至可以达到国内外同步上市。

在多个国家或区域的多个中心按照统一的临床试验方案、同期开展的临床试验即为国际多中心临床试验。从科学性上来说，获得尽可能多的地区、不同种类人群的试验数据作为桥接研究的数据来源，相比于单一地区的临床试验，在外推试验结果方面能提供更有力的证据。从商业性上来看，这显然也是符合跨国药企的期待的。可以减少不必要的重复临床试验，缩短地区或国家间药品上市延迟，药品早一点上市，就意味着早一点获得市场回报。

在各方推动下，2002 年发布的《药品注册管理办法》第四十七条，正式就境外申请人在中国进行国际多中心临床试验做出了规定。

《办法》首先为国际多中心临床试验数据用于在中国进行药品注册申请开了"绿灯"，具体制度性规范是实行"两报两批"：境外申请人在中国进行国际多中心药物临床研究的，应当向国家药监局提出申请，获得批准。临床研究结束后，取得的数据，可用于在中国进行药品注册申请，但是要符合中国相关法规的规定，比如中国的《药品注册管理办法》要求国外已上市但国内未上市产品临床试验样本量至少达到 100 对。

《办法》然后为境外产品在中国开展临床试验设置了门槛。要求临床研究用药物应当是已在境外注册的药品或者已进入 Ⅱ 期或者 Ⅲ 期临床试验的药物。从当时国内医药产业的国情以及监管当局的审评能力来看，限制境外产品在早期临床试验阶段进入中国开展研究是有必要的。

得益于法规的明确和对中国市场的看好,外企在中国申请的国际多中心临床试验数量逐年增加,根据 CDE 的统计,2002 年在我国申报的国际多中心临床试验仅 3 个;到 2013 年,这一数字攀升至 272 个。这也为国内临床试验行业以及临床研究者提供了更多参与国际多中心临床的机会。对中国的临床研究者来说,随着对国际临床试验操作规范越来越熟悉,临床研究能力得到显著提升,他们逐渐从普通研究者走向主要研究者,从被动参与者走向主动设计者,从国际临床试验学术舞台的听众走上了演讲台。

2014 年,中国药监局发布了一个关于国际多中心临床试验的"三报三批"政策,即在国内完成国际多中心临床试验的进口药在上市注册申报前必须增加一道 IND 程序,这一条规定让进口药申报进度整体后移了 2 年。国际多中心试验毕竟不是注册试验,增加一个 IND 程序,以求得免除注册试验的官方审批,从法理上也是说得通的。但是这显然不利于加快进口药品上市,在科学性上也没有必要。此政策一出,一度引起了国外企业的忧虑,部分以国际多中心试验为主要业务的外资CRO 甚至做好了撤离中国的思想准备。好在这只是一段插曲。

三

2015 年 8 月 9 日发布的《国务院关于改革药品医疗器械审评审批制度的意见》揭开了中国药品审评审批制度改革的大幕。改革的核心目的除了加快新药创制,提高仿制药质量以外,就是加快进口药品上市。该文件明确提出:"允许境外未上市新药经批准后在境内同步开展临床试验。鼓励国内临床试验机构参与国际多中心临床试验，符合要求的试验数据可在注册申请中使用。"

这一规定实质上是为境外药品在中国开展临床试验定了调：鼓励、支持。两年以后，2017年10月10日，药监局发布《关于调整进口药品注册管理有关事项的决定》（下文称《决定》），对进口药品注册管理政策做出了重大调整，明确指出，在中国进行的国际多中心临床试验完成后，申请人可以直接提出药品上市注册申请。这就等于宣告了"三报三批""寿终正寝"。

《决定》还突破了两大里程碑。第一，在中国进行国际多中心临床试验，允许同步开展Ⅰ期临床试验，取消临床试验用药物应当已在境外注册，或者已进入Ⅱ期或Ⅲ期临床试验的要求。这一条可谓石破天惊，为国外未上市创新药在早期临床阶段进入中国开了闸门。一方面，对于国内的无药可治的患者，特别是罕见病和晚期肿瘤患者，这无疑是他们的福音。把他们获得境外创新药的可能时间进一步提前到了早期临床试验阶段。时间就是生命，他们有最深刻的体验。另一方面，也为进入创新药大爆发时代的中国企业引进国外创新产品到中国来进行早期临床开发提供了可能。

第二，对于提出进口药品临床试验申请、进口药品上市申请的化学药品新药以及治疗用生物制品创新药，取消应当获得境外制药厂商所在生产国家或地区的上市许可的要求。这一条为中国首批全球新药提供了政策支持，体现了经过改革后，监管当局对中国审评审批能力的自信。也就是说，宣告了中国已经"可以"也"敢于"在国外未批准之先，首批全球创新药（first of class）。这之后的一个标志性事件是，2018年12月，中国率先批准了一个全球创新药——珐博进（FIBROGEN）的治疗肾性贫血的口服制剂罗沙司他。

珐博进从 2011 年进入中国,与全球同步开展罗沙司他的国际多中心临床研究,我有幸参与了其 II 期试验的全过程。从这个国际多中心试验中,主要学习到两点。第一是可穿戴设备在临床试验中的应用以及对患者的培训教育。第二是国际团队"在吵架中实现合作、推进项目"的文化特色。另外,很有意思的是,这家公司虽然是外资背景,但是他们的海外高管很多是华人。我就接待过几次来中国稽查和与 PI 沟通的华人高管。这可能也是该产品如此重视中国市场的原因之一。有一位美籍女性华人给我的印象很深刻,她说她在美国以前一直做"自由 CRA",现在年龄大了,想要有养老保险,才来到企业工作,她还说,在美国做 CRA 的中老年人不少。

经过几年的审评审批制度改革,中国的新药数量更多了,仿制药质量更好了,境外药品进口更快了,大大地提高了国人的药品可及性。但是除了可及性还有可负担性,这是医保和集采发力的领域。从对临床试验行业的影响来说,国际多中心试验数量的增加,也为国内临床试验机构和 CRO 的发展提供了机会,促进了中国临床试验能力的提升,也促进了国外新的临床试验技术的传播,比如信息化、数字化、去中心化以及可穿戴设备等在临床试验中的应用。

17 年的等待：GCP2020 的诞生

一

在《我不是药神》这部电影中，有一个贯穿始终的法律与现实的矛盾在支撑其剧情的合理性。按照当时仍然在施行的2001 年版《药品管理法》，凡是没有经过国家药监局批准的药品均视为假药。那么从海外代购的这类药品就一律视为非法进口假药，涉嫌犯罪。现实的问题在于，当一个人的命都快没了的时候，还有什么能够阻止他去购买这样的"假药"呢？

党的十九大报告对中国进入新时代的社会基本矛盾有新的判断：人民日益增长的美好生活需要和不平衡不充分的发展之间的矛盾。这一矛盾反映在制药领域，就是公众对药品更安全、更有效、更可及的需求和医药产业不平衡不充分的发展之间的矛盾。这里的"更可及"主体不是常见病、普通药；而是指严重威胁生命健康的疾病比如恶性肿瘤以及罕见病。这是经过了几十年经济社会发展的新时代的特点。《我不是药神》就恰好找到了一个非常精准的焦点，反映了旧的《药品管理法》已经不能适应新时代的需要。

2019 年 8 月，新的《药品管理法》正式发布，并于 2019 年 12 月开始实施。新的《药品管理法》着力面对的正是公众对药品更安全、更有效、更可及的需求。

首先是对"更安全"的需求，这里主要是指药品质量问题。旧的《药品管理法》责任主体不明，各阶段没有贯通，违法成本太低。新的《药品管理法》相应地提出了全程管控、风险管理、社会共治三大基本原则，以及实行上市许可持有人制度、药品可追溯制度、药物警戒制度三大核心制度，并加大处罚力度，提高违法成本。旧的《药品管理法》重认证，轻监管；新的《药品管理法》取消GMP、GSP认证，加强过程监管，加强检查员能力建设。

对质量的控制，首先要有明确的假药劣药认定标准。旧的《药品管理法》把"未经过国家批准的药品"也认定为假药，这是一种行政上的认定，而非质量上的判定。有的境外药品虽然在中国没有被批准，可能美国批准了，日本也批准了，怎么就能断定它是假药或者劣药呢？新的《药品管理法》以质量为假劣药认定的唯一依据，把"未经批准的药物"从假药的范畴剔除了。但是"假药可免，非法难逃"，下面紧接着一句，"禁止生产、销售、进口未经国家批准的药品"。并在法律责任部分的第124条里规定对这一行为的处罚力度和生产销售假药一致。很有意思的是，这一条又补充了这样一句，"未经批准进口少量境外已上市药品，情节较轻者，可依法减轻或者免予处罚"。这句话显示了新的《药品管理法》对于非营利目的的海外代购自用的情况的法网柔情。在现实中不可能满足所有人的临床需求，而国外确实又有药可治的情况下，法律为这些患者开了绿灯。这就为《我不是药神》中的法律和现实的矛盾解了套。

其次是对"更有效、更可及"的需求，也就是如何促进药物研发以及加快进口药上市的问题。这方面始于2015年的药品审评审批制度改革，而本次修法就是将改革以来被实践证明行之有效，可长远推行的重要举措写进法律，强制执行。从法律的层面，积极作为，主动促进提升药品可及性，这是这部法律的一大特色。具体主要包括以下相关内容。

第一，上市许可持有人制度正式入法。但是新的《药品管理法》对上市许可持有人的定义是：持有药品批准证明文件的企业或者研发机构。取消了改革试点中关于个人也可以作为上市许可持有人的规定。《药品管理法》明确了上市许可持有人可委托生产、委托销售、许可转让的权益，以及对药品全生命周期负责的职责。

第二，明确提出鼓励以临床价值为导向的药物研发。还具体指出了鼓励的药物研发对象，包括创新药研发、严重影响生命健康的疾病治疗药物、罕见病用药、儿童用药、中药等的研发。

第三，在临床试验部分，临床试验机构备案制和临床试验默示审批制正式入法，取代了原来的机构认定制和明示审批制。另外也将附条件审批制度和拓展同情用药制度等写入法律，作为满足患者用药可及性的重要制度。

二

上位法确定以后，接下来就是下位法的修订。作为部门规章，新的《药品注册管理办法》于 2020 年 1 月经国家市场监督管理总局公布，自 2020 年 7 月 1 日起施行，正式取代了 2007 年版的《药品注册管理办法》。修订背景是贯彻落实新的《药品管理法》关于药品注册管理的规定，把 2015 年审评审批制度改革以来，行之有效的改革措施通过法制固化，建立现代药品注册管理体系，在研发注册端确保药品安全、有效、可及，满足人民群众不断提高的用药需求。具体来说，主要有以下新内容。

（1）**新的注册分类把注册药品分为创新药、改良型新药和仿制药**，并且在新药和改良型新药的定义中都强调了临床价值标准。具体的化学药、中药、生物制品注册分类办法，没有像过去那样以《药品注册管理办法》附件呈列，而是后来单独发文。

（2）**新的注册申请分类**，分为临床试验申请、上市申请、再注册申请和补充申请，这符合《药品管理法》的全生命周期管理理念，改变了过去的按照仿制药申请、新药申请、进口药申请分类的申请体系。

（3）**确定了一系列的注册相关制度**，包括关联审评制度、沟通交流制度、专家咨询制度，特别是加快上市注册制度（提出四大加快程序：突破性治疗药物、附条件批准、优先审评审批及特别审批程序），这都是对之前审评审批制度改革的经验总结以及国外审评制度的学习借鉴。

（4）**提出基于风险的注册核查和变更管理**，这是对《药品管理法》强调的三大基本原则之一风险管理的体现。对临床试验的现场核查以及变更管理有很大影响。

新的《注册管理办法》在临床试验部分与《药品管理法》基本一致，**再次确认了机构备案制和默示审批制度**。在此之前，2019 年，国家药监局已经发布了基于机构备案制的《药物临床试验机构管理规定》，并从 2019 年 12 月 1 日起正式实施。其中，关于研究者需要三个项目经验的要求，在后来，成了临床试验机构备案的最大限速步骤，这是当时行业从业者没有想到的。

三

从法规级别来说，GCP和药品注册管理办法是同级的，都属于部门规章。但是我们习惯将其作为临床试验管理法规体系的第三级，当然也是最重要的一级。对2003年版GCP的修订，也颇费周折。GCP的修订草案征求意见稿第一版发布于2016年12月，正好在ICH-GCP（E6R2）发布和国家审评审批制度改革以后不久。然后在2018年7月，又发布了GCP修订草案征求意见稿第二版。最终2020年发布正式GCP（以下简称GCP2020），并于7月1日起实施，取代了实行了17年之久的2003年版GCP。

从修订起点和修订历程来看，这一版GCP的修订背景就是与国际接轨，特别是与ICH-GCP的接轨，同时，体现中国特色。

1. 基本原则

GCP2020总则里的第3到第10条谈的都是基本原则。总的来说这是参考ICH-GCP的13条基本原则而来。ICH-GCP的13条核心原则非常经典，字字珠玑，概括了GCP的全部精髓。GCP2020把这13条原则整合成8条，纳入了总则，和GCP2003相比，这是一个很大的进步。这8条原则，也并不都是ICH-GCP的复制，部分原则有中国特色。特别是第10条："临床试验的实施应当遵守利益冲突回避原则。"这个原则其实是国际准则，国际多中心试验有一整套利益冲突的披露和回避流程，但是没有被纳入ICH-GCP的基本原则。GCP2020虽然纳入了利益回避的原则，但是在后文里并没有详细的可操作规定。

GCP2020 在第 3 条里明确指出：药物临床试验应当符合《赫尔辛基宣言》原则及相关伦理要求，受试者的权益和安全是考虑的首要因素，优先于对科学和社会的获益。这一条点出了伦理性高于科学性的基本原则，并且明确指出了在伦理原则方面要符合《赫尔辛基宣言》的要求。事实上，强化对受试者权益保护，是 GCP2020 区别于 GCP2003 的一个显著特点。特别是在我国医药产业进入创新驱动新阶段，在促进药品研发创新，加速药物临床试验审批和进展的背景下，保护受试者权益，严控临床试验风险尤其重要。

2. 基本框架

GCP2003 的框架是按照 GXP 的通例来设置的，以操作内容的模块分类，按操作先后顺序排列。这种分类和排列有其历史合理性，对于普及 GCP 和临床试验操作规范有正面意义。局限性是模糊了各主要角色的职责划分，而随着中国的临床试验实践的深入，这成为一个非常重要而迫切需要解决的问题。

GCP2020 依从 ICH-GCP 的体例，把伦理委员会、研究者、申办方三大角色作为主体框架的前三部分。这三大角色是临床试验的关键三方，伦理委员会负责伦理审查和监管，申办者负责研究发起和管理，研究者负责研究设计与操作，三方形成了互相合作又牵制的三角关系，保证了临床试验的两大支柱伦理性和科学性目的得以实现。应该认识到，这三大角色都具有伦理和科学的职责。不是只有伦理委员会才有伦理职责，因此，把 GCP2003 的"受试者权益保障"的章节也被取消了，内容分散整合到了这三大角色的职责中去。

同样是依从了 ICH-GCP 的体例，GCP2020 把研究方案、研究者手册以及必备文件三类文件作为主体框架的后三部分。

这三个部分的内容，和 ICH-GCP 基本保持一致。仅在必备文件的保存时间方面，提出了比 ICH-GCP 更高的要求。

3. 主体内容

GCP2020 参考 ICH-GCP，首先把临床试验分成了治疗性试验和非治疗性试验，两者在伦理审查和知情同意上有很大不同。另外，GCP2020 体现了药物临床试验领域的新理念和新技术的应用，如基于风险的质量管理、电子数据和电子记录等，都是对 ICH-GCP 的直接中文化表述。另外，在各方职责和重要文件的具体内容上，也大比例地参考了 ICH-GCP。除了 ICH-GCP 外，GCP2020 还引入了另一些国际多中心试验实行已久的共识，比如关于知情过程的记录。

GCP2020 里还有不少中国特色的内容。比如关于研究者定义、临床试验机构的概念、伦理委员会组成的表述、试验用药品和检测样本的管理等。最大的"创意"是把 SMO 也纳入了大的 CRO 的范畴。

自此，从 2015 年开始审评审批制度改革以来，通过改革的探索和立法的跟进，从药品管理法、注册管理办法到 GCP 的陆续发布，以机构备案制、默示审批制以及 2020 年版 GCP 为核心的新的临床试验管理法规管理体系就形成了。应该说，到 2020 年为止，整个药品注册和研发相关法规体系都已经完成了基本重构，结束了审评审批制度改革的第二阶段也就是立法阶段。后面第三阶段主要就是在指导原则层面的大量完善和增补了。

尽管如此，随着临床试验数据来源的多样化、研究方法复杂化、数字化技术的广泛应用，全球临床试验开始向数字化、去中心化方向演进，并且越来越强调以患者为中心的理念，这就要求 GCP 也要相应地往更加灵活、敏捷的方向转型,告别烦琐而僵化的操作规范,追求切合目的的设计,恰当成比例地实施。因此,ICH-GCP(E6R2)在 2016 年发布仅仅 3 年后,ICH 就启动了 E6R3 的修订,这意味着临床试验行业即将面临巨大的变革,而中国的 GCP 又将如何应对还是一个未知数。

信息化、数字化、智能化

一

　　GCP 产生以后，临床试验分工越来越细化，操作越来越烦琐。因此，自从临床试验行业诞生以来，就长期伴随了一个问题：如何在合规和保质的前提下，达到降本和增效的目的。20世纪 90 年代发生的信息技术革命即信息化，为临床试验行业的降本增效提供了技术动力。所谓信息化，即"业务数据化"，让业务流程数据通过信息技术真实地、及时地记录和保存下来，并实现可溯源。从 20 世纪末开始，临床试验也进入了信息化时代。

　　临床试验的信息化，首先出现在数据采集领域，也就是从纸质化数据采集向电子化数据采集（electronic data capture，EDC）转变。传统临床试验数据的获取是基于纸质病历报告表（case report form，CRF）的填写和回收来完成的，再进行数据的双份录入和比对以获得清洁的数据。有的 CRF 又厚又重，外加一个硬壳，像砖头一样。有一个为期 16 年的大规模抗乙肝药物上市后临床研究，仅仅这一个项目的 CRF，就可以占据一个中心两个房间的所有文件柜。还好申办方经费充足，该项目得到了机构的高度重视。手工劳动还是其次，更重要的是，纸质 CRF 对于数据填写的及时性很难确保。在那个年代,研究者签字的时候,把日期"往回签"的操作并不罕见。EDC则以基于电子化的数据收集和提交为基本特征,通过实时的、远程的数据录入,显著提高试验的效率、降低试验的成本。

EDC的出现是临床试验走向信息化的标志。以EDC为起点,信息技术被逐渐广泛地应用于优化临床试验全流程,包括出现了用于执行受试者的随机化以及药物供应管理等关键环节的中央随机系统、随机和试验药品供应管理系统(randomization and trial supply management,RTSM)等。除了临床试验流程本身的信息化以外,临床试验项目管理也开始走向信息化,出现了临床试验管理系统(clinical trial management system,CTMS)和电子临床试验主文件(electronic trial master file,eTMF)等系统。

2010年左右,临床试验的信息化在中国也开始起步,主要是外资企业在中国发起的某些试验中最早出现了EDC,比如药品上市后研究项目和医疗器械试验项目。我还记得,在办公室里,当时已经有同事的项目使用EDC录入数据,大家都觉得很新奇。就整体国内环境而言,当时在学术界已经开始翻译和发表相关综述文章,探讨EDC在国外的应用情况;另外在临床科研项目中,已经在探索使用EDC。而对于广大的以仿制药项目为主的国内制药企业而言,他们觉得应用EDC反而增加非人力成本,并且增加不可控因素,一时还很难接受和适应EDC这样的新事物。有前瞻性眼光的国内信息系统开发商已经在布局EDC的开发,但是整个行业普遍不认为中国会在很短时间内普及EDC。

转折依然是"722"。2015年7月22日,国家药监局发布的《关于开展药物临床试验数据自查核查工作的公告》，对数据的真实性和可溯源性提出了严格要求，极大地推动了临床试验信息化进程。2016 年。药监局发布的《临床试验电子数据采集技术指导原则》明确了 EDC 系统的定义以及技术和应用基础。然后，伴随着中国的审评审批制度改革进程，仿制药一致性评价和新药开发爆发时代的到来，EDC 系统在中国逐渐取代了传统的纸质 CRF。EDC 在中国出人意料的迅速普及让大家认识到，在这个行业，法规的硬规定才是刚需，是推动一个技术甚至一个产业大发展的决定性力量。

在项目管理领域，CTMS 在中国也快速发展起来了。在机构层面，CTMS 往往是医院的信息化平台建设的一部分，通过与医院信息系统（hospital information system，HIS）的深入融合，实现涵盖项目管理、财务管理、受试者管理以及临床试验相关人员管理等功能，提高临床试验项目管理效率，更重要的是，这样的信息化管理，会积累起来海量的运营数据，为后面的数字化分析奠定了基础。在企业层面，为申办方和 CRO 开发的 CTMS 也层出不穷。但是国内企业在 GCP 领域的信息化管理的热情和发展速度远远不及机构。有的规模不大的 CRO 至今仍然依赖传统的粗犷式管理方式。

其他的各种信息化系统和平台在中国也陆续出现，系统供应商成为中国临床试验行业生态圈的一个新主角。但是系统平台的门槛并不十分高，各供应商也日益进入了同质化低价竞争，有实力的企业开始向一体化和数字化方向升维发展。

二

临床试验进入信息化以后，大量数据被以电子化形式收集和储存下来了，如何利用这些数据产生价值，这就成了摆在面前的新问题，并最终导致了数字化的产生。数字化即"数据业务化"，是基于信息化积累的数据记录，进行数据分析，发现问题，解决问题，优化业务流程，突破业务瓶颈，驱动企业服务大变革。数字化的本质是"让数字成为企业的生产力"。

数字化技术可以应用于临床试验全过程，包括试验设计、研究中心选择和启动、受试者招募和保留、项目监查、数据管理以及分析报告等。总结起来，无外乎在数字化实施和数字化分析两大领域。我对外企在 CTMS 基础上的运营数据实时的可视化展示和数字化分析印象非常深刻。在 2010 年左右，外资 CRO 已经比较常见地通过这种方式运营和管理项目，但是至今在国内还没有得到全面的普及。

另外，随着临床试验信息化、数字化的发展，临床试验的监查方式也发生了革命性变革。FDA 于 2013 年 8 月正式颁布了新的监查指导原则《临床研究的监督——基于风险的监查方法》，指南中提出了"基于风险的监查"的概念，鼓励在可行的情况下，更多使用远程、中心化监查方式，而将监查重点相对较少地放在传统的研究现场监查上。以至于近年来，外资 CRO 分出来了 on site CRA 和 in house CRA 的岗位。这也是对"恰当成比例地实施"的 GCP 精神的体现。

与数字化几乎同时出现的，是去中心化临床试验（decentralized clinical trials，DCT）。两者有密切关系，但是并不能画等号。去中心化临床试验是在远离中央化的研究机构的情况下进行的，其本质特征在于患者参加试验的位置。数字化临床试验本质在于数据获取的方法应用了数字化技术，而无论参加试验的地点是否去中心化。虽然在去中心化试验中经常使用数字工具，但数字技术并不是它的决定性特征。例如，去中心化试验也可以使用通过邮寄纸质表格或电话家访的方式开展随访。

近年来，数字化和去中心化临床试验得到了迅速发展。特别是在在线伦理审查、网络招募、电子知情、药物直达患者、远程访视、电子支付、远程监查等方面。国内多家企业和中心也开展了多种探索实践。基于这些经验，也有一些临床试验从临床设计之初即考虑一些远程模式和数字化技术的应用，由被动采用而转为主动应用，推动了临床试验数字化发展。

但是迄今为止，中国还没有关于 DCT 和数字化的指导原则。数字化和 DCT 在中国的实践仍然处于早期。部分元素比如网络招募，第三方支付等得到了比较广泛的应用，电子临床结果评估（electronic clinical outcome assessment，eCOA）、药物直达患者等也得到了一定程度的推广，然而另一些元素，比如远程知情、远程视频访视、护士上门等，受制于中国的相关基础设施建设，临床试验生态现状，以及各地发展不平衡等原因，还比较难以广泛推广。在应用领域上，数字化技术在一些慢性病特别是罕见病临床试验以及药品上市后研究乃至真实世界研究中得到了比较多的应用。

2023 年发布的《以患者为中心的药物临床试验实施技术指导原则（试行）》里提出，在确保数据科学可靠、受试者安全和隐私前提下，在合规且可行的范围内提高患者参与临床试验的便利度，减轻患者参与临床试验的负担，可采用 DCT 等新型临床试验模式。这里很明确地说明了 DCT 的应用是围绕以患者为中心的目的而选择性应用的，而不是为了应用而应用。

三

数字化本质上还是依靠人力进行工作。而人力资源是最贵的，况且只要是人，就要犯错误。所以数字化的最终目的是用机器替代人，达到智能化。智能化即"人机一体化"，在数字化产生的大数据基础上，通过机器系统做决策与执行，进而实现智能化。智能化最大的特点是系统的自感知、自学习、自决策、自执行和自适应。

临床试验的智能化是在信息化、数字化的基础上，利用大数据、云计算、人工智能等新技术实现临床研究的部分或全流程闭环管理、监督和合规性管控等各项工作。临床试验的智能化可以代替两类人，一类是受试者，一类是临床研究从业者。在替代受试者部分，比如目前的数字孪生虚拟试验，通过虚拟临床试验可以为研究药物的受试者生成虚拟患者，模拟疾病进展后不同用药方案的治疗效果，预测患者疗效等。临床试验智能化更大的应用场景在临床试验全流程，从方案设计、医学写作或翻译、受试者招募、试验依从性等环节替代相应的人的工作。当然了，人工智能可能永远不能完全取代人，但它的应用可能使临床试验流程更加简洁和个性化。

虽然人工智能在中国的医疗领域已经取得了长足的发展，然而其在临床试验领域的应用尚处于起步阶段。在替代受试者这方面，数字孪生技术在国外已经出现了商业化公司和产品。在中国，目前仅在临床试验机构出现以科研项目的名义开展的相关探索。在替代临床研究从业者方面，目前在部分应用场景已经有比较成熟的应用。比如机器翻译和临床研究报告撰写。国内已有人工智能服务商推进自然语言处理技术在临

195

床试验报告撰写中的应用，相信在未来的几年，有望出现可以广泛使用的研究报告自动撰写工具。

从信息化、数字化到智能化，反映了临床试验实施技术发展的历程和未来趋势。这一历程和趋势和世界新技术革命是同行的。但是要注意两个问题。第一，三者的出现有大致先后的时间顺序和承启的逻辑关系，但是他们各有应用场景，同时存在而不是彼此替代。第二，降本增效是"三化"的目的，但是最终根本目的是以患者为中心。可以说，整个临床试验的方法学、伦理学、法规以及现代技术的应用，最终汇集到共同的"以患者为中心"的出发点和归宿点。

以临床价值为导向，以患者为中心

一

药物研发应该以什么为导向，从理论上来讲，这仿佛不是一个问题，但是就实践而论，在中国这又一直是一个问题。特别是联系到过去长期以来，中国以仿制药和改剂型制剂为主要的药物研发对象，并且出现了大量的低水平重复建设的历史。因此，2015 年 8 月，国务院办公厅发布的《关于改革药品医疗器械审评审批制度的意见》（"44 号文件"）在为新药和仿制药确定了新的标准以后，即明确提出：**鼓励以临床价值为导向的药物创新**。这预示着中国制药要和过去的时代告别了。

该文件把新药分为创新药和改良型新药。2016 年 3 月，药监局发布《化学药品注册分类改革工作方案》，将创新药归为 1 类新药，指含有新的结构明确的、具有药理作用的化合物，且**具有临床价值的药品**。改良型新药归为 2 类新药，指在已知活性成分的基础上，对其结构、剂型、处方工艺、给药途径、适应证等进行优化，**且具有明显临床优势的药品**。也就是说，对于 1 类新药，只要证明有临床价值即可，对于 2 类新药需要具有临床优势。至于临床价值和临床优势的内涵，未见系统而具体的阐述。

这里需要澄清两组不同来源的概念。注册分类的 1 类新药并不等于平时行业所说的 Me New(first of class)，也包括 Me Better。后者虽然只是对 Me New 的结构进行了修饰，但是终归也是新结构，因此也属于 1 类新药。甚至对于 Me Too，只要有临床价值，也符合 1 类新药的概念。这就为 Me Too 作为 1 类新药在中国上市提供了法规依据。而注册分类的 2 类新药的范围主要在剂型改良和新复方制剂上，因为需要证明有临床优势，也可以看作 Me Better 这一类。

在法规里强调具有临床价值作为 1 类新药上市的必要条件，放之于当时的中国制药环境，也是一大进步。但是，如何证明具有临床价值呢，一般而言，在当时只需要通过对照临床试验，证明比安慰剂的疗效更好即可。这对于 Me New 来说，是相当合理的而且最佳的选择。但是事实上，当时中国的主要的 1 类新药是同治疗领域甚至同类型同靶点的跟随式创新。在已有多个已上市药物，且已有被证明有效的最佳治疗(best of class)的情况下，仍然允许后面的同类药物的临床试验继续以安慰剂作为对照组，大量这样的 1 类新药就这样上市了。这也带来了前文所言的中国新药大爆发和临床试验行业的大发展。

这种大爆发在当时的场景下，无论对于产业，还是对于患者，都是有其合理性的，因为我们需要首先解决从无到有的问题，以提高公众用药的可及性以及对进口药的可替代性。但当某一个领域、某一个机制、某一个靶点的药物逐渐由少至多，甚至发展到靶点打堆、产能过剩的时候，比如前文提及的 PD-1 现象，这时候，对于产业健康发展就走到了弊大于利的地步了。另外，在伦理和科学性上，更是有很大的问题。

首先是伦理上的问题。2013 版《赫尔辛基宣言》的第 33 条：一种新的干预措施的获益、风险、负担和有效性，**必须与被**

证明的最佳干预措施进行对照试验，除非在不存在被证明有效的干预措施的情况下，使用安慰剂或不予干预才是可以被接受的。就这一条而言，在明明已有了最佳治疗情况下，仍然选择使用安慰剂对照，就是违反《赫尔辛基宣言》的。

再则是科学性的问题。当对照组选择安慰剂而不是最佳治疗措施，那么最终得到的结论即使证明研究药物有效，也无法证明它是新的最佳治疗措施。那么在既然已经有最佳措施的前提下，这样的研究药物上市后，仅就临床价值而言，患者为什么要选择它呢，仅仅因为它是最新上市的新药吗？

大家一路狂奔，制造了中国的创新药大爆发和临床试验产业大繁荣，到了这个时候，才有人终于停下来，思考一个终极问题：到底什么是临床价值？

二

2019 年 8 月，全国人大常委会终于通过了新的《药品管理法》。新法第 26 条规定：**国家支持以临床价值为导向、对人的疾病具有明确或者特殊疗效的药物创新**。这是首次在《药品管理法》里指明了药物研发的临床价值导向。并且，进一步的，新的《药品管理法》提出了六大明确鼓励研发方向：**具有新的治疗机制的新药、治疗严重危及生命的疾病的新药、罕见病药物、对人体具有多靶向系统性调节干预功能的新药、儿童用药**。

从这些方向来看，除了泛泛的提及创新药和中药以外，主要是针对具体疾病领域药物研发的鼓励，包括严重危及生命的疾病、罕见病、儿童疾病等。很显然，这些疾病满足**发病率高、危害性大、治疗可及性差**三大要素中的全部或部分，如果研发这些领域的药物，临床价值是相对更大的，**这是从疾病的层面**

来谈临床价值。

2020年12月，CDE发布《化学药品改良型新药临床试验技术指导原则》，首次明确了药品**临床优势的内涵**：在目标适应证中，对比已有的标准治疗，新药或新的治疗手段可显著提高疗效；或在不降低疗效的同时，显著降低当前用药患者的不良反应或用药的相关风险，或显著提高患者用药依从性。简单地说，临床优势的体现，就在于**更有效、更安全、使用更方便**三个方面。如果研发的药物满足这三个方面的全部或者部分，临床价值是相对更大的，**这是从药物的层面来谈临床价值**。

接下来的问题是：对于1类新药中的同治疗领域同靶点同类型药，之前通过和安慰剂对照证明有效即可上市，在新的形势下，它们又该不该满足临床优势呢？对它们的临床价值，又该如何评判？

2021年11月19日，发布了《以临床价值为导向的抗肿瘤药物临床研发指导原则》（下称《指导原则》）。该《指导原则》开宗明义指出：从确定研发方向到开展临床试验，都应**贯彻以临床价值为导向的理念，开展以患者为核心的药物研发，从而实现新药研发的根本价值——解决临床需求，实现患者获益的最大化**。这里首次完整提出了药物研发的核心理念，**以患者为中心，以临床需求为导向**。《指导原则》进一步提出：新药研发应该以为患者提供更优（更有效、更安全或更便利）的治疗选择作为最高目标。

按照这一大原则，《指导原则》在关于对照药的选择部分规定：在干预性的临床试验中，应该尽量为受试者提供临床实践中被广泛应用的**最佳治疗方式及药物**，而不应该为了提高临床试验成功率和试验效率，选择安全性和（或）有效性不确定，或已被更优的药物所替代的治疗手段。也就是说，当已经有了有效治疗手段，就需要采用最佳治疗，而不是次佳，甚至安慰剂作为对照。

该《指导原则》虽然只针对抗肿瘤药物，但是其提出的"以临床价值为导向，以患者为中心"研发导向是适用于所有药物研发领域的，反映了 CDE 的审评理念的发展。实际上，CDE 相关专家在之前多个场合的公开演讲中已经阐明了《指导原则》的主要内容，也就是说 CDE 早就已经放出风声了。但是，当见之于正式的《指导原则》的时候，仍然给医药行业扔下了一枚震撼弹，产生了巨大的冲击波，甚至导致了医药股应声大跌。

现在，我们可以来总结一下**临床价值**的完整内涵了。总的来说，**临床价值就是要以患者为中心，患者未被满足的临床需求**。具体而言，**对疾病**，开发针对发病率高，危害性大，治疗可及性差的疾病的药物，则临床价值更大。**对药物**，如果是针对尚无有效治疗手段的疾病，那么只要能在以安慰剂作为对照的实验中证明有效，就可以被认为有临床价值，这是 Me New 的意义所在。但是如果对于已经有效治疗手段的疾病，则要追求更有效、更安全，使用更方便，这也是 Me Better 的使命，涵盖了 1 类新药中的同治疗领域、同靶点的跟随式创新，以及 2 类新药（改良型新药）。

三

从过去不提临床价值到强调临床价值为导向，这可以算是中国创新药的 1.0 时代。这个时代，是在从过去仿制药为主过渡到大规模跟随式创新的时代，这个时代不可避免地在后期出现了同质化竞争和产能过剩。而从强调临床价值到强调临床优势乃至未满足的临床需求，这可以算是中国创新药的 2.0 时代。这个时代，是中国新药从 Me Too 到 Me Better，甚至 Me New 的时代，是从同质化竞争走向差异化突围的时代。这个历程的演变，本质上是在药物研发中践行以患者为中心的理念的体现。

以患者为中心的药物研发理念，在 21 世纪初产生于欧美国家，核心要义是在药物研发中纳入患者观点，倾听患者声音，体现患者需求，以更好地为药物研发和监管决策提供信息。相应地，就产生了对于患者反馈信息的收集、分析的方法学和工具开发的发展。具体到临床试验而言，主要是在研究设计阶段，通过各种方式，收集患者偏好信息和代表性数据，从而纳入研究方案的设计中去。相应地，就产生了对于患者反馈信息的收集、分析的方法学和工具开发的发展。应该认识到，以患者为中心，这既是患者本身的需要，也是药物研发最终能够获得上市后商业成功的需要。一个不受患者欢迎的药物，如何能够赢得市场呢？所以以患者为中心本身最早发端于制药企业的自发的反省，倒还不是监管端自上而下的强制。

2023 年 7 月 27 日，CDE 连续发布 3 项指导原则，分别是《以患者为中心的药物临床试验**设计**技术指导原则（试行）》（下称《设计》）、《以患者为中心的药物临床试验**实施**技术指导原则（试行）》（下称《实施》）、《以患者为中心的药物**获益-风险评估**技术指导原则（试行）》（下称《获益-风险评估》），以推动"以患者为中心"理念在中国的药物研发中的实践应用。其中，《设计》和《获益-风险评估》两个指导原则，基本上沿袭了国外的以患者为中心的药物研发的理念和相关指导原则的内容，即在药物研发和临床试验设计中倾听患者声音，了解患者需求。**这里**

的患者，是广义的患病人群。比较有意思的是关于《实施》的指导原则，该原则核心在于减轻患者负担，而**这里的患者，其实是受试者**，而不是广义的患者人群。所以这一个《指导原则》提及的"以患者为中心"，实质上是以受试者为中心。其要义在于使用所谓 DCT 或者数字化等手段，来尽可能为受试者参与临床试验提供方便。比如基于患者方便的访视地点、时间、方式的安排。而这一部分，是国外的以患者为中心的药物研发理论的相关内容中并不涵盖的部分。

总之，2015 年以来，经过了几年的新药研发飞速增长，促进了中国创新药产业的极大发展和国产新药可及性的极大提升，同时也走向了同质化竞争和逐渐背离了以患者为中心的初心，最终在监管当局的制度化引导下，凝练出了"以患者为中心，以临床价值为导向"的药物研发理念，凝聚起了开发真正满足公众未满足的临床需求的药物的共识。这一转变给中国医药行业，包括临床试验行业带来的影响是巨大而深远的。

备案制下的机构众生相

一

1983年，全国首批14家经过卫生部认证的临床药理基地诞生了，这是中国临床试验历史上开天辟地的大事。截至1998年，卫生部认证的临床药理基地数量达到了130家。1998年，新组建的国家药品监督管理局接过了临床药理基地的管辖权，并将其更名为国家药品临床研究基地。2004年2月，当时的国家食品药品监督管理局发布《药物临床试验机构资格认定办法（试行）》，将"药品临床研究基地"改名为"药物临床试验机构"，从此以后进入了机构认定制时代。截至2019年12月1日，全国范围内完成资质认定的药物临床试验机构共有886家。

为了进一步释放临床试验机构资源，满足药物临床开发需求，2019年11月29日，国家药监局、国家卫生健康委联合发布《药物临床试验机构管理规定》（下称《机构管理规定》），《机构管理规定》明确将药物临床试验机构由资质认定改为备案管理，12月1日起实施。持续15年的机构认定制正式成为历史，从此进入机构备案制时代。备案制施行以后，短短5年的时间，截至2024年10月，全国备案的药物临床试验机构已经超过1600家。

如此快速的增长,一方面是因为备案制的实施,为机构的设立提供了制度的便利。另一方面,审评审批制度改革以来,仿制药一致性评价和创新药大爆发促进了对临床试验机构资源的需求急剧增长。再则,国家对三级医院的考核纳入了关于临床科研的硬指标,而来自企业的临床试验项目是增加医院临床科研项目数量和经费总额的重要途径,这也是促进医疗机构主动积极参与临床试验的一大原因。

医疗机构对备案的需求,导致临床试验行业出现了一个新的第三方业务:机构备案服务。因为想要备案的医疗机构没有相关经验,需要第三方为他们提供包括文件和 SOP 准备、人员培训、模拟检查等服务。从事这样的业务的第三方大概有三类,一类是 CRO 和 SMO,他们凭借自己的专业经验和机构资源,最容易承接到这样的业务,内在的需求是寻找可靠的长期的机构合作伙伴。第二类是一些药厂或者甲方,他们通过市场或者销售部门的渠道从医院拿到业务,内在需求是基于公司的整体利益需要维护和医院的长期合作关系。但是因为没有相关经验,往往需要寻找行业内专业机构或者独立人士来合作推进。第三类是一些专门提供机构备案服务的中介企业或者个人。

机构实行备案制,不等于放任自流,"想备尽备"。《机构管理规定》里有两个很关键的制度设计,为备案制的执行尺度提供了充分的灵活度。

一个是关于 PI 资质的要求。《机构管理规定》第五条:"**主要研究者应当具有高级职称并参加过 3 个以上药物临床试验。**"备案的机构当然是没有经验的机构,既然是无经验的机构,又怎么会有经验的研究者呢?好在 GCP 没有要求 IV 期试验必须在临床试验机构开展。因此，这些想要备案的医院可以先承接一些IV期试验来获得项目经验，满足关于 PI 的资质条件。但是到了 2023 年以后，各地逐渐收紧了备案制的政策，关于"3 个项目"的规定逐渐发展到只能是注册试验项目，并且需要有从头到尾的参与经验，这就很难再从医院内部达到条件了。要么从外面引进有经验的 PI，要么派自己的人出去学习进修，从而让这个问题变得更加复杂化了。

另一个是关于日常监督检查的要求。《机构管理规定》第十九条：**"对于新备案的药物临床试验机构或者增加临床试验专业、地址变更的，应当在 60 个工作日内开展首次监督检查。"** 正如 GMP 和 GSP 一样，现在都取消了资质认证，但是加强了过程监管。这符合监管当局从"重认证，轻监管"到"轻认证，重监管"的监管理念转变。同时，也是将把关的重心从国家药监局下沉到了省级药监局。特别是近年来随着对机构备案的收紧，首次监督检查成了备案后机构面临的第一课，而首当其冲的，就是对备案研究者的资质检查。

在备案制下，由于机构的资历、地域、学术地位的差异，机构的发展模式呈现出了差异性和多样化。

二

一些资深的、知名的大机构，在创新药大爆发的浪潮中，自然成为承接新药临床试验的主力。特别是位于北上广的全国中心性机构，担任了绝大多数的创新药试验项目的牵头单位，相应的 PI 也纷纷扮演了国内创新药项目的协调 PI 角色。正是由这些大机构、大 PI 和创新药企合力谱写了一曲又一曲的国产创新药的上市协奏曲。在这个过程中，随着越来越多的国产创新药从 Me Too,向 Me Better,甚至 Me New 进军,越来越多来自中国的研究者也登上了国际舞台,去发布这些项目的临床试验结果,并在国际权威期刊上发表文章。

因为项目数量越来越多,机构管理部门(机构办或者 GCP 办公室)的规模也越来越大,从过去在科研处或者药学部以下为主,逐渐纷纷脱离出来,成为一个医院直接领导下的独立的业务部门。机构办的全职工作人员越来越多,管理职能也越来越复杂,包括中心化药房、质控、文件管理,以及对 CRC 的规范化管理等。不少机构老师在成了临床试验质量管理专家以后,开始担任起国家 GCP 检查员的角色,在"722"后的临床试验核查常态化中扮演了重要角色。通过多次参与核查,他们熟练掌握了国家核查标准,积累丰富的项目核查经验。逐渐地,他们成了临床试验行业的质量标准和规范操作的权威。临床试验质量标准的话语权越来越集中于机构,而不是企业。

他们一方面在自己机构举办培训班和 GCP 论坛,培训院内的研究者和 CRC,同时,积极地参与其他机构或者协会组织的相关会议和论坛。一些机构主办的临床试验论坛办出了品牌和全国影响力。比如青岛大学附属医院主办的半岛临床研究高峰论坛,中国医学科学院肿瘤医院举办的中国临床试验机构大会等。各地还纷纷成立了以机构工作人员为主要成员的设置在药学会或医学会下的临床试验专委会,办得有声有色,颇有创新和担当精神。比如广东药学会的药物临床试验专委会,在组织广东地区 GCP 培训、临床试验沙龙、第三方评估等方面做了大量卓有成效的工作,特别是围绕临床试验操作各环节,推出了系列的"广东共识",在全国发出了广州声音,为行业做出了积极贡献。

在创新药大爆发的历史进程中，这些资深的大机构还在两个方面发挥了行业引领作用。一个是推进机构信息化建设和数字化发展。他们率先建立临床试验信息化管理平台，提高临床试验效率。在疫情期间，他们和企业合作，开展了数字化和去中心化试验的实践。自然地，在疫情结束以后，这些机构也就走在了临床试验创新技术应用的行业前列。另外，他们积极响应审评审批制度改革，特别是2017年"两办"文件精神，在中心伦理、伦理前置、启动加快等方面率先实践，并牵头组织区域性的伦理互认和审查加速。比如山东省的临床试验机构联合发起的"一套药物或器械临床试验立项资料通行山东"；京津冀地区发起的"京津冀医学伦理审查结果互认"等。

近年来，越来越多的资深的大机构整合全院临床研究相关部门，比如机构办、伦理委员会、Ⅰ期中心、药房、财务等，组建跨部门的临床研究中心，这样的中心组建后，在医院最高管理层的领导和支持下，整合全院资源，可以在学术研究和专业发展上干很多大事。

在学术研究上，临床试验机构管理者和从业者在临床试验管理和质量控制工作实践中不断总结，并发表相关学术论文，逐渐构建起了机构临床试验管理的学科领域的雏形。比如中山大学附属肿瘤医院近年来发表了大量的临床试验机构规范化管理的论文，具有很高的参考价值。中国医学科学院肿瘤医院临床研究中心近年来不断引进高层次人才，培养专职研究医生队伍，开展临床试验领域的学术研究，在基于数据的药物研发细分领域的趋势分析，以及临床试验创新研究设计与监管科学等领域做出了大量的研究成果。蚌埠医学院的临床研究中心则在研究型病房做出了积极的探索实践。他们通过整合医院力量,建设从Ⅰ期到上市后的覆盖临床试验全生命周期的研究型病房,由专职研究团队(包括专职研究护士和专职研究医生)承担了机构绝大多数临床试验项目。

<h1 style="text-align:center">三</h1>

对于在备案制下大量涌现出来的新机构、小机构、非中心城市的机构,因为条件的限制,情势又大不一样。他们面临的问题主要是生存的问题。说得简单一点,就是怎么获得项目的问题。特别是在这一轮创新药大爆发进入回落期之后。

随着仿制药一致性评价的全面铺开,在BE临床试验领域,不少小机构和新机构做得风声鹊起。他们以低成本和高效率承接了大量的BE临床试验,长期占据了BE项目数量排行榜的前列。但是对于新药临床试验,这些机构就比较难得到申办方的青睐了。为了获得项目,他们各出奇招。

这样的机构,有一个有魅力的机构办主任很重要。一方面,他要向上争取领导支持,不然寸步难行;另一方面,他要与医院各科室研究者进行合作,处理好利益关系。更重要的是,作为一个不那么知名并且处于非中心位置的机构,机构办主任还需要主动出击,对外宣传,多方联络,找到项目来源。当然,最基本的也是最难的是,他经常需要以一己之力,担当起医院的项目质量和进度的实际责任,为机构积累良好的行业口碑,这样才有向申办方争取更多项目的资本。

为了承接到更多的项目,这些机构办的工作人员不再只是坐在办公室里等着人家来敲门,而是开始主动走出去。他们纷纷到大机构去参观交流,期望和大机构建立良好的合作关系。他们开始频繁出现在各大临床试验相关论坛,甚至布展。机构参展,在过去听起来有点不可思议,现在成了新常态。比如每年与临床研究关系密切的大会上,越来越多出现了机构的身影和展位。还有院长亲自带队为自家机构站台的。"机构有所呼,行业有所应"。定位为机构打造展示平台和交流舞台的广州临床研究讨论会和驭时医药主办的苏州 GCP 机构展也应运而生。各机构在展会上也是各显神通,当然了,核心还是在拼启动加速和服务优势。

这些机构的需求还不只在于项目的引进,在整个项目的执行过程中,因为经验的欠缺,他们其实都需要得到外部的支持。因此,也产生了"机构共建"和"机构托管"这样的企业合作的模式。驭时医药甚至提出了站点服务机构(site service organization,SSO)的概念。这些模式在本质上,有别于主要给机构输送 CRC 的中国特色的 SMO,倒有点类似国外 SMO 起源的内涵。

总之,经过 40 年的发展,中国的临床试验机构从小到大,从少到多,从简单到复杂,从被动到主动,从单一化同质化到多样化差异化,呈现出来了当前备案制下的机构众生相。虽然进步巨大,但是正如行业有识之士指出的,机构的结构性矛盾并没有得到根本破解,由此引发的研究者的履职缺位、CRC 的操作越位等问题依然存在。

中国临床试验行业 3.0 时代

一

2015 年以后,在新药大爆发和仿制药一致性评价的推动下,临床试验项目数量急剧增长,中国的临床 CRO 得到了极大的发展。

一方面,头部临床 CRO 的规模越来越大,有的甚至进入了世界前列。比如泰格医药,这家成立于 2004 年的中国本土 CRO,始终将主业定位于临床试验领域,经历了多年的发展,2012 年在深圳 A 股上市后,不断进行并购,以及扩大分支网络,2020 年又在香港上市。公司年报显示,2023 年,泰格医药的营业收入达到 73.84 亿元,在中国临床外包服务的市场份额位列第一,占到 12.8%。泰格医药也是唯一进入全球前十的中国临床 CRO,全球市场占有率 1.4%。另一方面,一些之前在临床前领域积累起来雄厚实力和资源的 CRO,以药明康德、康龙化成、凯莱英为代表,纷纷向临床端延伸,他们要么自己组建,要么通过兼并,分别成立了临床 CRO 子公司,成为从 CDMO(contract development and manufacturing organization)到 CRO 的医药研发生产全流程服务的巨型 CRO。公司年报显示,2023 年,药明康德、康龙化成和凯莱英的营业收入分别达到 403.41 亿元、115.38 亿元、78.25 亿元。尽管经历了 3 年疫情的影响，和 2019 年相比，他们的体量都增长了 3 倍以上。这几家 CRO 组成了中国 CRO 的第一方阵。

一批成立较早的临床 CRO 也在 2015 年以后迅速壮大。2003 年成立的博济医药在创业之初以仿制药，改良型新药以及中药临床为主要业务，2015 年以后，他们也往创新药、创新医疗器械，以及国际多中心临床试验拓展。值得一提的是，博济从创业之初，就有临床前研究部门，所以严格来说，博济算医药研发全产业链 CRO。只不过临床业务一直是博济的比例最大的部分。2007 年成立的天津方恩，是原昆泰第一任中华区董事长张丹创立的，2020 年和两家境外临床试验服务商整合，更名为昆翎（ClinChoice），成为一家跨国临床 CRO。另外，诺思格、海金格、卓越未来、百仕达、斯丹姆塞尔、亦度正康、普瑞盛、新领先等公司，都发展到了相当规模。几百人甚至上千人的临床 CRO 并不罕见，当然，这里包含了很多 CRO 的 SMO 子公司。这和 2010 年的时候，达到 100 人的临床 CRO 在中国都是凤毛麟角相比，完全是另一番景象了，当年退出了这个行业的 CRO 创业者们看到今日的盛况，不知道做何感想。

除了综合性临床 CRO 以外，一些 CRO 在细分领域做得比较深入，特别是在仿制药一致性评价领域，出现了一批以 BE 为主要业务的 CRO。比如万邦、晶易、都正生物、华威生物、恒誉康、百诚医药、阳光诺和等。因为仿制药一致性评价涉及药学和临床两个部分，这类 CRO 也常常走的是"药学 + 临床"综合型 CRO 路线。另外，在中药、器械、特医食品等领域都出现了细分领域 CRO。据统计，2022 年全球 CRO 市场规模预计约为 776 亿美元，其中临床 CRO 市场占比 70%，市场规模约为 547 亿美元。同期中国 CRO 市场规模预计约为 814

亿元,临床 CRO 市场约占 CRO 市场的 51%,市场规模约为 411 亿元,已经超过了世界市场份额的 10%,这和 10 年前在世界临床 CRO 市场中的微不足道的份额相比,简直是天翻地覆的进步了。

另外,随着 CRO 专业服务能力的提升,和企业合作模式也发生变化。从传统的合同交付模式,到进阶的战略合作模式,再到战略层面的共同研发模式,CRO 与企业间的捆绑程度逐渐加深,并且愿意与创新企业一同承担风险。还有一个有意思的现象是,申办方和 CRO 出现了"换位"的现象。有的申办方特别是 Biotech 利用在研发中建立起来的平台,开始同时承接外包业务,扮演起 CRO 的角色,解决一部分现金流问题。而有的 CRO,又利用持有人制度改革,自己也搞起了新药和仿制药,扮演起持有人角色。

试验项目数量越来越大,临床试验机构也越来越多,但是中国的临床研究者缺乏时间的问题并没有解决。因此对 CRC 的需求急剧增长,行业出现了几家头部 SMO,比如药明康德旗下的津石、康龙化成旗下的联斯达,以及独立 SMO 普蕊斯,都达到了几千人的规模。上百人规模的 SMO 不下几十家。即使如此,仍然不能满足临床试验机构数量的急剧扩张和试验数量的急剧增长,出现了很多区域性 SMO,他们深耕某一个或者几个区域。有的甚至就和某一家机构深度合作,这样的 SMO 也不乏背后有机构的身影。总之,CRC 这个在 2010 年左右才在中国出现的新职业,不到 10 年里,就发展到了几万人的规模,成为临床试验行业最大的从业人群。

于是,这些 CRO 的 CRA 以及 SMO 的 CRC 们,撑起了中国临床试验大发展这几年的天空,大量的医药专业毕业生投入了这个行业。我刚好从 2016 年开始在学校任教，亲身感受到了毕业生对这个行业的了解的逐年加深以及投入这个行业的人数的逐年增加。甚至学院的老师也从对这个行业几乎一无所知，到开始主动了解这个行业的情况。

二

在 2.0 时代构建的行业生态圈里面，除了 CRO 和 SMO 以外，还有一个重要的组成部分，就是产品和服务供应商。从 2015 年以后，这个领域也得到了极大发展，特别是在以下几个细分领域。

第三方稽查。随着对质量核查要求提高，一个独立的第三方稽查的商业模式迅速发展起来了。按照 GCP 定义，稽查由申办方内部的专职稽查团队或者外部的第三方公司进行。在过去，外企普遍建立了规范的内部稽查团队，聘请第三方稽查机构的需求不明显。很多内资企业没有稽查团队，他们也觉得没有必要。因为他们以仿制药为主要产品，当时的国内审评审批制度对仿制药上市的把关也不那么严格，找第三方来查自己的项目，对他们来说等于自找苦吃。因此，当中国的第三方稽查的商业模式在 2010 年前后产生的时候，几乎无人问津。在 2015 年以后，随着质量要求提高，很多机构在研究结束以前，都要求申办方进行稽查，第三方稽查企业和个人就陆续出现了。稽查本身，在目的和方法学上，是明确有别于监查的，早期投身此领域的都是比较专业而且资深的稽查从业者。但是因为市场需求越来越大，越来越多的并没有受过严格的稽查培训的项目经理，甚至 CRA 和 CRC 都投入稽查领域。这个领域在越来越繁荣的同时，也陷入了"所谓的稽查，就是再做一次监查"的争议。

受试者招募。随着临床试验项目越来越多,对患者招募的需求也越来越多。为试验寻找受试者的招募领域也开始风生水起。招募的途径可以分为线上和线下。线上的方面,有的建立医生资源平台,通过医生去实现线下招募目标;有的建立患者资源平台,直接通过平台招募患者。还有的建立招募员兼职平台等。线下就靠招募公司和招募人员的各自资源了。一些医药代表因为积累了区域的医生资源,也投身这个领域。招募的商业化为解决临床试验患者需求提供了更多的途径,但是也存在合规性风险,甚至出现患者使用假身份证参与试验、隐瞒试验参与记录等乱象,成了临床试验行业至今规范化不够的一环。

信息化、数字化产品和服务。随着项目增多,降本增效和质量确保成了刚需,信息化、数字化是提高效率、降低成本、确保质量的有效手段。以 EDC 和 CTMS 为标志性产品的出现,标志着行业进入信息化管理和实施阶段,出现了一大批以信息化系统产品和服务为主要业务的供应商。随着市场上的同质化、信息化产品越来越多,这个领域也进入了越来越卷的状态,逐渐往一体化和数字化方向发展。不可否认的是,未来,智能化赋能,促进行业技术变革是大趋势。

另外一些细分领域的服务商也发展起来,比如数据管理与统计分析、药品供应链及运输、中心实验室、翻译与写作、样本管理、第三方支付、第三方阅片,中心影像,甚至第三方文件管理、第三方设备租赁等。我曾经做过一个不完全统计,林林总总的临床试验供应商类型达到 35 种之多。

三

2015年以后，有一个重要新事物出现，就是临床试验行业自媒体以及功能延伸。这也是整个社会进入移动互联网时代以后的产物。最初，它们都是以微信公众号为载体的自媒体形态，后来其中的一部分优秀者向H5平台、小程序、App等方向发展，转为功能性应用，从不同方向赋能行业和从业者。综合来看，有以下几类。

第一类是资讯媒体类。比如驭时医药的临床试验信息号，该公众号以第一时间编辑发布临床研究相关重要政策法规见长。后来在公众号基础上，开发了机构查询功能，因此聚集了大量的机构端的用户，在此基础上，不断深化为机构服务的模式。但是，总的来说，和其他细分领域相比，临床试验行业的资讯媒体类自媒体目前仍然是做得不够专业的，这和专业的媒体人士对这个小众行业的关注度不够从而介入不深也有关系。

第二类是在线培训类。比如"金玉良言"公众号把握住了行业在2015年以后急剧扩张的人才需求，以公众号为基础，开发了临床试验在线直播和培训课程的平台。从2016年开始持续深耕临床试验在线培训领域。此后，也有一些其他的相关培训平台出现。很有意思的是，这个过程和中国的知识付费经济以及一大批相关的在线产品涌现的历史背景是完全吻合的。而知识付费的热度，在经过一段时间的高涨之后，现在也趋于常温。

第三类是为从业者服务类。比如"临研圈"公众号，该号起初定位一线临床研究从业者的"学习＋娱乐"输出平台，文创能力强是这个公众号的特色。后来发展的药研社App及兼职平台等模式。理论上来讲，这是一个发展空间最广阔，想象力可以最丰富的领域，但是就这个行业的特质以及当前大环境而言，要做好绝非易事。

第四类是为企业服务类。比如"临研人平台"，起初也以临床试验专业知识分享和在线培训学习为主要内容，后来逐渐转向为临床试验行业及企业提供综合服务的方向发展。在当前行业进入调整期的大背景下，这个方向理应是有其存在必要性和发展可能性的；但是同时也注定了这个方向的极大挑战性。

另外还有很多做得比较出色的个人公众号，都在细分领域有自己固定的粉丝。近年来，新一代临床研究从业者更将本行业的互联网空间拓展到 B 站、视频号、小红书等。但是，不管平台形式是什么，持续的内容输出和可持续发展是他们面临的关键问题。毕竟个人精力有限，积累有限。另一方面，这个行业的从业规模其实是无法支撑一个单纯的内容输出平台的生存的。有组织运营和向功能应用型转变是这个行业自媒体的出路。

总之，2015 年以后，随着行业的大发展，这个行业变得越来越丰富多彩、五花八门，SMO 和 CRO 的规模越来越大；供应商的种类越来越多；行业分工越来越细化，越来越完善；更有一批有代表性的行业自媒体涌现出来。这就是中国临床试验行业的 3.0 时代。尽管如此，从本质上讲，3.0 时代并没有脱离在 2.0 时代构建的行业生态圈格局。临床试验行业的根本变革，还有赖于未来在数字化、去中心化和智能化方向的发展。

飞 越 迷 雾

一

　　2018 年底，我注册了一个公众号，取名"郑说临研"，源自曾经在药物临床试验网上开设的专栏名字。此后一年的时间里，因为忙于俗务，都没有料理过这个公众号。2019 年底，我突然想到，这些全职从事临床研究相关工作的从业者，不管是CRA，CRC，项目经理，数据管理师，统计分析师，等等，他们可以有一个共同的身份，就是——"临研人"。于是，我把公众号名字改为"临研人之家"，并且发布了第一篇文章，题目是《追梦人 2020》，从此从一个业余写写专栏文章的码字爱好者转型为自媒体人生涯。我的初衷是创建自己的一方小天地，输出自己的小感想，满足自己的小情怀。没有想到的是，2020 年初，一场病毒大流行的突然发生，以及此后持续 3 年的疫情，影响了这个行业的发展轨迹，也改变了我的自媒体之路。

　　疫情对行业最直接的影响是给"临研人"的工作带来的艰难。"临研人"是一个经常在路上的人群，不是在去机构的路上，就是在出差的路上。出差路上，半路被遣返，隔离在酒店，或者滞留在他乡，更是常见的事情。即使不出差，隔离在家，不能工作，因此降薪，甚至失去工作的担心，都永远难忘。当然，这些都还是"临研人"自己的苦，最大的问题是患者的访视和用药不能持续,大量的试验因此超窗,甚至失访。这背后是一个个新药上市的进程的耽误和受试者权益的损害。

如何保障疫情下临床试验的正常开展,成为一个急迫需要解决的问题。一方面,在政策层面,从国家监管部门、行业协会到临床试验机构,纷纷出台关于在紧急公共卫生事件期间的临床试验操作规范相关文件,以及从伦理层面保障疫情期间受试者基本权益的相关指南,确保临床试验有序开展做出了行为指引。另一方面,在技术层面,疫情客观上大大促进了DCT的发展。特别是在远程访视、远程监查、药物到家等领域,一些头部机构联合相关供应商,迅速开发平台,投入实践。在线伦理审查、在线启动会等新模式也屡见不鲜。大家发现,原来很多工作,其实是可以不用见面,通过线上解决的。这些举措,既确保了进行中的临床试验进程得以继续,也为那些渴望从临床试验中获益的受试者打通了生命通道。

因为有政策和技术的支持,即使在如此艰难的环境下,"临研人"仍然为疫情期间的中国新药上市,特别是为疫情防控相关产品的及时上市做出了很大贡献。多年以后,历史固然应该记住宏大叙事下的抗疫英雄们,也应该记住这些在疫情期间坚持在临床试验前线岗位,为抗疫产品上市做出贡献的"临研人"。

疫情激发了一场临床试验全民大科普。大家都期待疫苗和特效药尽快上市,所以特别关注国内外相关产品的研发动态,从而把临床试验、RCT、真实世界研究这些专有名词从专业人士的场域首次大规模地带进了公众视野。临床试验相关知识在网络上大规模传播,连我所在的中学微信群里都在讨论为什么一个新药的疗效需要通过对照试验来确认。虽然该试验最后无果而终,但是临床试验的常识和原理得到了前所未有的普及，临床试验的价值和意义得到了前所未有的传播。

因为有整个行业，包括临床研究者，申办方，以及千千万万的普通"临研人"的努力，3 年期间，中国仍然上市了大量新药，仍然在不断地启动新的临床试验。这说明 2015 年开始的新药大爆发以及临床试验行业的大扩张阶段并没有结束，而是在顽强地对抗阻力继续向前延展。因此，当时我们对从业者做过的问卷调查显示，尽管面临现实的困难，"临研人"对未来仍然充满期待，对行业未来充满信心，职业忠诚度仍然是相当高的。

因为有期待，"临研人"即使暂时居家，甚至没有工作，他们仍然在网络上保持了活跃的交流和积极的学习状态。因此，经历了一年的不咸不淡的自己做自媒体，全程负责内容输出和后台编辑之后，我想到了做直播、做社区、做课程、做平台。和老友赵建军聊及此事，一拍即合，说干就干。"临研人之家"从一个纯粹的公众号自媒体开始转型做平台。2021 年 3 月，"临研人学习与社交平台"正式上线。

二

三年一梦。

2023 年在一片"拼经济"的口号声中开始了。大家认为行业大扩张的态势还在持续，终于该大干一场了。但是，现实并不然。

2021 年发布的《以患者为中心的抗肿瘤药物临床开发指导原则》的效应开始发酵，新药审批开始收紧，大量的同质化在研新药面临上市被拒的风险；同时，国内外形势变化，导致境外资本撤退，境内资本观望。双重压力下，泡沫开始破裂，很多管道被砍，一些 Biotech 爆雷。已经通过审批，成功上市的国产新药,还要面临进医保和进医院两道关卡。在医保控费的大背景下,创新药从大量的同质化竞争对手中脱颖而出,通过这两道关卡绝非易事。实现盈利之路仿佛更为漫长,支付端和使用端的问题亟待解决。这进一步影响到了正在开发征程上奋斗的申办方的态度。

大量计划中的项目被申办方砍掉,一些进行中的项目中途终止。相信都是在同质化竞争和内外压力下,评估的结果。"行业寒冬"之类的词语开始出现在各媒体的笔端和从业者的口头。在临床前研发领域,食蟹猕猴从"一猴难求"到降价促销。临床试验行业也不可避免受到影响。经过前面几年的扩张,行业的企业规模急剧扩大,从业人员数量急剧膨胀,薪酬严重虚高。当面临新项目来源减少,进行中的项目终止的时候,一些现金流不充裕的企业出现欠薪、裁员,甚至破产倒闭。行业从扩张期进入调整期。

活下来的企业,面临的首要问题是降本增效,就是要增大收益成本比的值。简单地说,要么增大分子,要么减小分母。从增大分子来说,就是要增加收益。CRO 的 BD 们踏遍全国找项目,拓宽领域拉项目,比如以前不太被重视的中药临床、器械临床、上市后临床业务,现在都成了"香饽饽"。为了获得项目,头部 CRO 凭借规模优势,率先降价,其他企业不得不跟进,行业越发内卷。从减小分母而言,也就是降低成本。包括裁员、降薪、提高人员利用度、控制差旅费用、减少办公消耗等。行业大扩张的潮退以后,水浅食少,各方主动或者被动地卷入了内卷化博弈,进入了重新洗牌的进程。

国内新药靶点管线越来越卷,上市和盈利又越来越难,大量的企业把目光转向了出海。包括把在研管道卖出去,也就是

license out 以及让已经在国内上市的产品去国外申请上市，打入国际市场。后者显然难度更大，对于海外临床试验运营能力和营销能力是很大的考验，但是部分国内 Bigpharma 和转型成功的 Biotech 勇敢地踏上了产品出海的征程。对于国内的临床 CRO 来说，后者显然是机遇所在。头部 CRO 以及有条件的 CRO 纷纷布局海外临床试验市场，去美国、欧洲、日本、东南亚……出海成了行业各大论坛的热门话题，而为出海做临床试验服务的咨询公司也做得风生水起。

一些"临研人"不可避免地失业了。比如，有的 CRO 和 SMO 的非中心城市的管理岗甚至基层岗位被砍；有的甲方的临床试验项目结束或者被终止；有的 CRO 不再运营 SMO，遣散了 CRC 团队。"小红书"App 上出现越来越多的"临研人"找工作主题的帖子。一些"临研人"开起了"一个人"的稽查公司，或者做自由人平台，还有在线上做培训的。行业进入调整期以后，失业不等于不优秀，他们只是需要一个新的机会，或者已经做出了自由生存的选择。"未来属于个人 IP 创业时代"这句话或许不无道理。新人要入行也没那么容易了，应届毕业生想要做 CRA 几乎没有了途径，这个行业仿佛让大家觉得："不需要这么多人了"。

三

当大量做创新药的企业纷纷把管线在早期卖给国外，大家开始思考，难道中国人就不需要新药吗？难道我们的市场已经饱和了吗？为什么这些药不能在中国上市造福中国人民呢？这显然不是实际情况。中国人需要创新药，太需要了。

2023 年 5 月，习近平总书记在石药集团考察的时候指出：

"生物医药产业发展的命脉要牢牢掌握在我们自己手里。"2024年3月,创新药产业首次列入政府工作报告提出的积极培育的"新兴产业和未来产业"。2024年7月,国务院发布《全链条支持创新药发展实施方案》,要求要在研发、转化、准入、生产、使用、支付各环节对生物医药创新给予全链条的支持,推进创新链、产业链和政策链深度融合。2024年9月,国家药监局提出要深化审评审批制度改革,加快创新药上市步伐。各地也纷纷行动起来,2024年4月,北京发布《北京市支持创新医药高质量发展若干措施》;2024年7月,上海发布《关于支持生物医药产业全链条创新发展的若干意见》;2024年10月,广东发布《关于进一步推动广东生物医药产业高质量发展的行动方案》……

可见,经历一段时间对同质化竞争的抑制和对泡沫的挤出以后,国家非常明确的指引是,我们需要新药,需要原创新药,需要真正以患者为中心,满足老百姓未满足临床需求的创新药。这既是公众福祉的需求,也是国家战略的需求。由此,我们可以理解为审评审批制度改革进入第三阶段。

原创的新药离不开源头的创新。新的技术革命在生物医药和临床试验方法学领域展开。在生物医药领域,恶性肿瘤、慢性疾病、罕见病、儿童用药等成为药物研发热点,循证医学向精准医学发展,生物制药成为新药创制的热门方向,细胞和基因治疗,核酸药物等新治疗技术兴起,研究者发起的临床研究近年来越来越火。临床试验设计方法和实施技术也在不断变革,真实世界研究、单臂试验等支持上市,适应性设计(篮式实验、伞式实验等)已经被常态化应用;信息化、数字化、智能化以及DCT在深刻改变临床试验的实施方式;人工智能改变时代的革命才刚刚开始。

为了适应生物医药和临床试验技术变革,国际上,ICH E6(R3)即将公布;2024年版《赫尔辛基宣言》已经发布。国内,《以患者为中心的药物临床试验设计技术指导原则》《以患者为中心的药物临床试验实施技术指导原则》《以患者为中心的药物临床试验获益-风险评估技术指导原则》在2023年三连发。

总结起来,生物医药产业和临床试验行业进入深度调整期;作为新质生产力,创新药始终受到国家层面高度重视;临床试验技术革命将深刻改变行业未来。所以,临床试验的未来始终充满期待。"临研人"的初心是为人类健康而奋斗,为患者的需要而奋斗。不忘初心,方得始终;与时俱进,终身学习。

从2019年底开始做自媒体,然后转型做平台,到现在不知不觉5年过去了。这5年里,先后又有师啸、余鹏、蒙挝、晓婷以及谢生荣等伙伴加入团队,一路上还得到了更多的行业同道的无私帮助,大家因为对"临研人"三个字的情怀,走到了一起,不计回报,一路前行。这5年里,平台从最初的学习培训功能,拓展到了更多的领域,我们也迷茫过,彷徨过,贪心过,最终找回了我们的初心,就是为"临研人"点一盏灯。

周华健有一首歌曲,歌名是《飞越迷雾》,歌词里写道:
"飞越迷雾,
把生命看清楚,
明明白白掌握你的路。
经过跋涉之后,
你总能够拨云见日,
重回到最初。"

以此作为本文及本书的结束吧。

附录

药品临床试验管理规范（试行）（1998 年）

1998 年 2 月 2 日由卫生部颁布并施行。

第一章　总则

第一条　为保证药品临床试验的过程规范可信，结果科学可靠，保护受试者的权益并保障其安全，根据《中华人民共和国药品管理法》，参照国际公认原则，特制定本规范。

第二条　药品临床试验管理规范是有关临床试验的全过程包括方案设计、组织、实施、监视、审核、记录、分析、总结和报告的标准。

第三条　凡新药进入各期临床试验、人体生物利用度或生物等效性研究，均须经卫生行政部门药政管理机构批准，并严格按本规范执行。

第二章　临床试验前的准备与必要条件

第四条　进行药品临床试验必须有充分的理由。准备在人体进行一种药品的试验前，必须周密考试该试验的目的、要解决的问题、预期的治疗效果及可能产生的危害。预期的受益应超过预期的危害。选择的临床试验方法必须符合科学和伦理标准。

第五条　药品临床试验必须遵循道德原则。所有以人为对象的研究必须符合赫尔辛基宣言（附录）和国际医学科学组织委员会颁布的人体生物医学研究的国际道德指南中所规定的道德原则，即公正、尊重人格、力求使受试者最大程度受益和尽可能避免伤害。进行任何临床试验者都必须充分了解并遵循这些原则。

第六条　临床试验中试验用药由申办者准备和提供。进行临床试验前，申办者必须提供该试验用药的临床前研究资料，为该药品的安全性和临床应用的可能性提供充分依据。申办者还应提供该药品的处方组成、制造工艺和质量检验结果，以证明该药品可用于临床研究。所提供的药学、临床前和已有的临床数据资料必须符合开始进行相应各期临床试验的要求。申办者还应提供已完成的和其他地区正在进行的临床试验中获得的有关该试验药品的疗效和安全性的资料，对于临床试验的设计和实施具有重要的参考意义。

第七条　开展药品临床试验的单位和研究者必须具备一定的条件。每个研究者都应具备承担该项临床试验的专业特长、资格和能力并经过药品临床试验管理规范的培训。临床试验开始前，研究者和申办者应就试验方案、试验的监视、审核和标准操作程序以及试验中的职责分工等达成书面协议。临床试验单位的设施与后勤条件必须符合安全有效地进行临床试验的需要，应为卫生部指定的临床药理基地，至少负责研究者所在单位应为临床药理基地。

第八条　参加临床试验的各方应遵守中国有关药品管理的法规。

第三章 受试者的权益保障

第九条 伦理委员会与知情同意书是保障受试者权益的二项主要措施。

第十条 在药品临床试验的过程中，必须对受试者的个人权益给予充分的保障。研究者同时有责任确保试验的科学性和可靠性。

第十一条 赫尔辛基宣言是临床试验道德标准的基础，所有参加临床试验的人员都必须熟悉并严格遵守。

第十二条 为确保临床试验中受试者的权益并为之提供公众保证，应在参加临床试验的单位或医疗机构内成立伦理委员会。伦理委员会至少由五人组成，其中至少一人应从事非医药相关专业工作，至少一人来自其他单位。伦理委员会的组成和工作应是独立的，不受任何参与试验者的影响。伦理委员会的工作以赫尔辛基宣言为指导原则，并受中国有关法律、法规的约束。

第十三条 临床试验开始前伦理委员会应对试验方案进行审阅。试验方案需经伦理委员会同意并签发赞同的意见后方能实施。在试验进行期间，所有试验方案的修改或发生任何严重不良事件，均应向伦理委员会报告。

第十四条 伦理委员会对临床试验方案的审查意见应在讨论后以投票方式做出决定，委员中参与临床试验者不投票。伦理委员会因工作需要可邀请非委员的专家出席会议，但非委员专家不投票。伦理委员会应建立其工作程序，所有会议及其决议均应有书面记录，记录保存至临床试验结束后三年。

伦理委员会应从保障受试者权益的角度从下列各点审阅试验方案：

1. 研究者的资格、经验、是否有时间参加审议中的临床试验，人员配备及设备条件等是否符合试验要求。

2. 试验方案是否适当，包括研究目的、试验中受试者及其他人员可能遭受的风险和受益、试验设计的科学效率，即以最小受试者样本数获得正确结论的可能性。

3. 受试者入选的方法、向受试者提供的信息资料及获取知情同意书的方法是否适当，向受试者或其家属或监护人或法定代理人提供有关本试验的信息资料是否完整易懂。

4. 受试者因参加临床试验而发生死亡或受损时如何给予治疗或补偿的规定。

5. 对试验方案提出的修正意见是否可接受。

6. 对进行中的临床试验是否定期审查其对受试者风险的程度。

伦理委员会应在接到申请后尽早召开会议，审阅讨论，书面签发其意见，并附上出席会议的委员名单、其专业情况及签名。伦理委员会的意见可以是(1)同意(2)做必要的修正后同意(3)不同意(4)终止或暂停先前已批准的试验。

第十五条　研究者或其指定的代表必须向受试者提供有关临床试验的详细情况，包括试验目的、试验的过程、期限与检查操作、预期受试者可能的受益和可能发生的风险与不便；并说明：受试者可能被分配到试验的不同组别；受试者参加试验应是自愿的，而且在试验的任何阶段有权随时退出试验而不会遭到歧视或报复，其医疗待遇与权益不受影响；必须使受试者了解，参加试验及其在试验中的个人资料均属保密，但伦理委员会、药政管理部门或申办者在工作需要时按规定程序可以查阅受试者参加试验的个人资料；如发生与试验相关的非正常损害时,受试者可以获得适当的治疗或补偿;试验期间,受试者可随时了解与其有关的信息资料。必须给受试者充分的时间以便考虑是否愿意参加。对无能力做出个人同意的受试者,应向其合法代表提供上述介绍与说明。知情同意的说明过程应采取受试者或其合法代表能理解的语言和文字。

第十六条 经充分和详细解释有关试验的情况后如获得同意,由受试者或其合法代表在知情同意书签字并注明日期,执行知情同意过程的研究者或其代表也需要在知情同意书上签名并注明日期。在受试者或其合法代表均无阅读能力时,则在整个知情过程中应有一名见证人在场,经过详细解释知情同意书后受试者或其合法代表做口头同意,并由见证人签名和注明日期。对无行为能力的受试者(例如儿童、严重精神病患者或残疾人),如果伦理委员会原则上同意、研究者认为受试者参加试验符合其本身利益时,则这些病人也可以进入试验,同时应由其法定监护人签名并注明日期。如果受试者、见证人或监护人签字的知情同意书均不能取得,则必须由研究者将上述情况和不能取得的详细理由记录在案并签字。如发现涉及试验药品的重要新资料有必要再次取得受试者同意,则必须将知情同意书做书面修改,送伦理委员会批准后,再征得受试者同意。

第四章　试验方案

第十七条 临床试验开始前应制定试验方案,该方案由研究者与申办者共同商定并签字后实施。

第十八条 临床试验方案应包括以下内容:

1.临床试验的题目和立题理由。

2.试验的目的、目标;试验的背景,包括试验药品的名称;

非临床研究中有临床意见的发现和与该试验有关的临床试验发现,已知对人体的可能危险性与受益等概述。

3.进行试验的场所、申办者的姓名、地址;试验研究者的姓名、资格和地址。

4.试验设计包括对照或开放、平行或交叉、双盲或单盲、随机化方法和步骤、单中心或多中心等。

5.受试者的入选标准、排除标准;选择受试者的步骤;受试者分配的方法和时间;受试者退出的标准和时间。

6.根据统计学原理计算出要达到试验预期目的所需病例数。

7.根据药效与药代动力学研究的结果及量效关系制定试验药和对照药的给药途径、剂量、给药次数、疗程和有关合并用药的规定。

8.拟进行的临床和实验室检查项目、药代动力学分析等。

9.试验用药,包括安慰剂、对照药的登记与记录制度。

10.临床观察、实验检查的项目和测定次数、随访步骤。保证受试者依从性的措施。

11.中止和撤除临床试验的标准,结束临床试验的规定。

12.疗效评定标准,规定疗效评定参数的方法、观察时间、记录与分析。

13.受试者的编码、治疗报告表、随机数字表及病例报告表的保存手续。

14.不良反应的评定记录和报告方法,处理并发症的措施以及事后随访的方式和时间。

15.试验密码的建立、保存,紧急情况下何人破盲和破盲方法的规定。

16. 评价试验结果采用的方法(如统计学方法)和从总结报告中剔除病例的依据。

17. 数据处理与记录保存的规定。

18. 临床试验的质量控制与质量保证。

19. 临床试验的进度和完成日期。

20. 试验结束后的医疗措施。

21. 如该试验方案同时作为合同使用时,应写明各方承担的职责和论文发表等规定。

22. 参考文献。

在临床试验中,若确有需要,可以按规定程序对试验方案做修正。

第五章 试验研究者的职责

第十九条 试验研究者应具备下列条件:

1. 在合法的医疗机构中具有任职行医的资格。

2. 具备试验方案中所要求的专业知识和经验。

3. 对临床试验研究方法具有丰富经验或能得到有经验同事在学术上的支持。

4. 熟悉申办者所提供的与临床试验有关的资料与文献。

5. 具有并有权支配进行该项试验所需要的人员和设备条件。

6. 熟悉临床试验管理规范并遵守国家有关法律、法规和道德规范。

第二十条 研究者必须详细阅读和了解试验方案的内容,与申办者一同签署临床试验方案,并严格按照方案和本规范的规定进行。研究者应及时向伦理委员会提交临床试验方案,请求批准。

第二十一条　研究者应了解并熟悉试验用药的性质、作用、疗效、安全性（包括该药品临床前研究的有关资料），同时也应掌握在临床试验进行期间出现的所有与该药品有关的新信息。

第二十二条　研究者必须在有良好医疗设施和条件（包括实验室设备、医疗条件和人员配备等）的机构进行临床试验，该机构应具备处理紧急情况的一切设施，以确保受试者的安全。实验室检查结果必须正确可靠。研究者应获得所在医院或主管单位的同意，保证有充分的时间在方案规定的期限内负责和完成临床试验。研究者应向参加临床试验的所有工作人员说明有关试验的资料、规定和在工作中的职责。研究者须确保有足够数量并符合试验方案中入选标准的受试者进入临床试验。

第二十三条　研究者应向受试者说明有关试验的详细情况，并取得知情同意书。有关的情况说明和知情同意书内容须先经伦理委员会同意。

第二十四条　研究者负责做出与临床试验相关的医疗决定，保证受试者在试验期间出现不良事件时得到适当的治疗。

第二十五条　研究者有义务采取必要的措施以保障受试者的安全，并将所采取的措施记录在案。在临床试验过程中如发生严重不良事件，研究者应立即对受试者采取适当的保护措施，同时报告药政管理部门、申办者和伦理委员会，并在报告上签名并注明日期。

第二十六条　研究者应保证将数据准确、完整、合法、及时地载入病例报告表。

第二十七条　研究者接受监视员的定期访视和主管部门

的审核和视察,确保临床试验的质量。

第二十八条 研究者应与申办者商定有关临床试验的费用,并在合同中写明。

第二十九条 临床试验完成后,研究者必须写出总结报告,签名并注明日期,送申办者。

第三十条 研究者提前终止或暂停一项临床试验必须通知受试者、申办者、伦理委员会与药政管理部门并述明理由。

第六章 申办者的职责

第三十一条 申办者发起、申请、组织、资助和监视一项临床试验。申办者通常为一制药公司,也可以是个人或其他组织和机构。若申办者为一外国机构,则必须有一个在中国具有法人资格的代表按中国法规履行我国规定的责任。申办者按国家法规有关规定,向药政管理部门递交临床试验的申请。申办者可委托合同研究组织执行临床试验中的某些工作和任务。

第三十二条 申办者建议临床试验的单位和研究者人选,认可其资格及条件以保证试验的完成。

第三十三条 申办者向研究者提供研究者手册,其内容包括试验用药的化学、药学、毒理学、药理学和临床的(包括以前的和正在进行的试验)资料和数据。

第三十四条 申办者在获得药政管理部门批准并征得伦理委员会同意后开始按方案和本规范原则组织临床试验。

第三十五条 申办者与研究者一起研究临床试验方案,取得一致意见后共同签名,以此作为合同,或另外签署一份合同,述明职责与分工。在数据处理、统计分析、结果报告、发表方式等方面与研究者协议分工。

第三十六条　申办者向研究者提供具有易于识别、正确编码并贴有特殊标签的试验用药品，保证所提供的试验用药品的质量合格。药品应按试验方案的需要（如盲法）进行适当包装，并应用批号或系列号加以保存。建立药品登记、保管、分发的管理制度和记录的系统。

第三十七条　任命经过训练的人员作为监视员，监视临床试验的进行。

第三十八条　申办者负责建立临床试验的质量控制与质量保证系统。需要时，申办者可组织对临床试验的审核以求质量保证。

第三十九条　申办者与研究者一起迅速研究所发生的严重不良事件，采取必要的措施以保证受试者的安全，并及时向药政管理部门报告，也向涉及同一药品的临床试验的其他研究者通报不良事件。

第四十条　申办者提前终止或暂停一项临床试验须迅速通知研究者、伦理委员会、药政管理部门并述明理由。

第四十一条　申办者向药政管理部门递交试验的总结报告，或终止试验的报告及其理由。

第四十二条　申办者应对临床试验中发生与试验相关的损害或死亡的受试者提供适当的治疗或经济补偿，也向研究者提供法律上与经济上的担保，但因医疗事故所致者除外。

第四十三条　研究者不遵从方案、药品临床试验管理规范或法规进行临床试验时，申办者应指出以求纠正，如情况严重或持续不遵从则应中止研究者参加临床试验并向药政管理部门报告。

第七章　监视员

第四十四条　临床试验中进行监视是为了证实受试者的权益受到保障，试验中报告的数据准确、完整无误，试验的进行遵循已批准的方案、药品临床试验管理规范和有关法规。

第四十五条　监视员是申办者与研究者之间的主要联系人。监视员由申办者任命，并为研究者所接受。其人数取决于临床试验的复杂程度和参与试验的中心数。监视员应有适当的医学、药学或科学资格，并经过适当训练，熟悉药品临床试验管理规范和有关法规，熟悉有关试验用药品的临床前和临床方面的信息以及临床试验方案及其相关的文件。

第四十六条　监视员遵循标准操作程序，督促临床试验的进行与进展，以求保证按照方案执行。具体而言，包括以下各点：

1. 在试验前确认试验所在点已具备适当的条件，包括人员配备与训练、各种与试验有关的检查与实验室设备齐全，工作情况良好，估计有足够数量的受试者，参与人员熟悉试验方案中的要求。

2. 在试验前、中、后访视试验点和研究者，以求在试验前取得所有受试者的知情同意书，了解受试者的入选率，试验的进展状况。确认所有数据的记录与报告正确完整，每次访视后做一方面报告递送申办者，报告应述明访视日期、时间、被访者姓名、访视的发现以及对错漏做出的纠正等。

3. 确认所有病例报告表填写正确，与原始资料一致。所有错误或遗漏均已改正或注明，经研究者签名并注明日期。每一受试者的剂量改变、治疗变更、合并用药、间发疾病、失访、检查脱漏等均予确认并已记录。入选受试者的退出与失访核实后进行报告并在病例报告表上予以解释。

4.确认所有不良事件已在规定时间内做出报告并记录在案。

5.核实试验用药品是否按照药品法规进行供应、储藏、分发、收回和相应的记录，并证实此过程安全适当。

6.协助研究者进行必要的通知、申请，向申办者报告试验数据和结果。

第八章　记录与报告

第四十七条　病例报告表是临床试验中临床资料的记录方式。每一受试者在试验中的有关资料均记录于预先按试验要求而设计的病例报告表中。研究者应有一份受试者的编码和确认记录，此记录应保密。研究者应确保将任何观察与发现均正确而完整地记录于病例报告表上，记录者应在表上签名。病例报告表作为原始记录，不得更改。做任何更正时不得改变原始记录，只能采用附加叙述并说明理由，由研究者签名并注明日期。复制病例报告表副本时不能对原始记录做任何更动。临床试验中各种实验室数据均应记录或将原始报告粘贴在病例报告表上，在正常范围内的数据也应记录。对显著偏离或在临床可接受范围以外的数据须加以核实，由研究者做必要的说明。各检测项目必须注明所采用的单位名称。

第四十八条　临床试验总结报告应与试验方案一致，内容包括：

1.不同治疗组的基本情况比较，以确定可比性。

2.随机进入治疗组的实际病例数，分析中途剔除的病例及剔除理由。

3.用图、表、试验参数和 P 值表达各治疗组的有效性和安全性。

4.计算各治疗组间的差异和可信限,并对各组统计值的差异进行统计检验。

5.多中心试验中评价疗效时,应考虑中心间存在的差异及其影响。

6.严重不良事件的表列、评价和讨论。

7.上述资料的综合分析及结论。

第四十九条　临床试验中的资料均须按规定保存及处理。研究者应在所在医疗单位内保存临床试验方案及其修正件、申请书、药政管理部门与伦理委员会批准临床试验的文件和临床试验总结报告的复印件、受试者编码目录、知情同意书、病例报告表和相关的诊断检查资料的复印件以及药品处理记录。保存期为试验药品被批准上市后至少二年或试验药品临床试验终止后至少二年。如管理需要或研究者与申办者协议,保存期也可延长。申办者应保存有关临床试验的文件,包括对药政管理部门的报告、试验方案、药政管理部门的批文、伦理委员会批准文件的复印件、临床试验总结报告、病例报告表、合同、严重不良反应与严重不良事件记录、监视员的记录与药品质检记录、实验研究的原始记录等,保存期为临床试验结束后至少三年。

第九章　统计分析与数据处理

第五十条　在临床试验的设计与结果的表达及分析过程中都必须采用公认的统计学分析方法,并应贯彻于临床试验各期研究。各步骤中均需熟悉生物统计学的人员参与。在临床试验方案中,观察样本的大小必须以检出临床意义的差异或确定为生物等效为要求。计算样本大小应依据统计学原则考虑其把握度及显著性水平。临床试验方案中要写明统计学处理方法,此后任何变动必须在临床试验总结报告中述明并说明其理由。若需做中期分析,应说明理由及程序。统计分析结果的表达着重在临床意见的理解,对治疗作用的评价应将可信限的差别与显著性检验的结果一并予以考虑,而不一定依赖于显著性检验。统计分析中发现有遗漏、未用或多余的资料须加以说明,临床试验的统计报告必须与临床试验总结报告相符。

第五十一条 数据管理的目的在于把得自受试者的数据迅速、完整、无误地收入报告,所有涉及数据管理的各种步骤均需记录在案,以便对数据质量及试验实施做检查。用适当的标准操作程序保证数据库的保密性,应防止未经审办者授权接触数据。应有满意的计算机数据库的维护和支持程序,采取数据的质量保证程序将遗漏的和不准确的数据所起的影响降低到最低程度。在试验过程中,数据的登记应具有连续性。应设计可被阅读与输入计算机的合适临床报告表及相应的计算机程序。为保证数据录入准确,应采用二次输入法或校对法。

第五十二条 临床试验中随机分配受试者的过程必须有记录,每名受试者的密封代码应由申办者或研究者保存。在设盲的密封代码应由申办者或研究者保存。在设盲的试验中应在方案中载明破盲的条件和执行破盲的人员。在紧急情况下,容许对个别受试者破盲而了解其所接受的治疗,但必须在病例报告表上述明理由。

第十章　试验用药品的管理

第五十三条　试验用药品不得在市场上经销。申办者应保证向研究者提供临床试验用药品,包括研究中的药品、试验所需要的标准品、对照药品或安慰剂,并保证其质量。在临床试验方案中应注明试验药品的使用记录、递送、分发的方式及贮藏的条件。使用记录应包括试验药品的数量、装运、递送、接受、分配、应用后剩余药品的回收与销毁等方面的信息。申办者负责对临床试验用的所有药品做适当的包装与标签,并标明为临床试验专用。在双盲临床试验中,研究中的药品与对照药品或安慰剂在外形、气味、包装、标签和其他特征上均应一致。

第五十四条　临床试验用药品的使用由研究者负责,研究者必须保证所有药品仅用于该临床试验的受试者,其剂量与用法应遵照试验方案,剩余的药品退回申办者,上述过程需由专人负责并记录在案。研究者不得将试验药品转交任何非临床试验的参加者。

第五十五条　监视员负责对药品的供给、使用、储藏及剩余药品的处理过程进行检查。

第十一章　临床试验的质量保证

第五十六条　申办者及研究者均应采用标准操作程序的方式执行临床试验的质量控制和质量保证系统。

第五十七条　临床试验中所有观察结果和发现都应加以核实,以保证数据的可靠性,确保临床试验中各项结论是从原始数据而来。在数据处理的每一阶段必须采用质量控制,以保证所有数据可靠,处理正确。

第五十八条　药政管理部门、申办者可委托审核人员对临床试验进行系统性检查，以判定试验的执行是否与试验方案相符，报告的数据是否与各临床参加单位的记录一致，即病例报告表内报告或记录的数据是否与病案或其他原始记录中所述相同。审核应由不直接涉及该临床试验的人员执行。本规范中所提到的各种文件均应齐备以接受审核。临床试验的所在医疗机构和实验室所有资料（包括病案）及文件均应准备接受药政管理部门的视察。药政管理部门应对研究者与申办者在实施试验中各自的任务与执行状况查对比较，进行审核。

第十二章　多中心试验

第五十九条　多中心试验是由多位研究者按同一试验方案在不同地点和单位同时进行的临床试验，目的为尽快收集数据，统一分析后做出试验报告。要求各中心同时开始同时结束试验。多中心试验由一位主要研究者总负责，并作为临床试验各中心间的协调人。由于多中心试验比单中心试验在组织进行方面更为复杂，其计划和实施中要考虑到以下各点。

1. 试验方案及其附件起草后由各中心的主要研究者共同讨论后制定，经申办者同意，伦理委员会批准后执行。

2. 在临床试验开始时及进行的中期组织研究者会议。

3. 各中心同期进行临床试验。

4. 在各中心内全面实行随机化方法给药。

5. 保证在不同中心以相同方法管理药品，包括分发和储藏。

6. 根据同一试验方案培训参加该试验的研究者。

7. 建立标准化的评价方法，试验中所采用的实验室和临床评价方法均应有质量控制，或由中心试验室进行。

8.数据资料应集中管理与分析,建立数据传递与查询程序。

9.建立管理办法以使各试验中心研究者遵从试验方案,包括在违背方案时中止其参加试验的措施。

10.加强监视员的职能。

11.起草总结报告。

为此,多中心试验根据参加试验的中心数目、试验的终点要求和对试验药品的了解程度要有一个管理系统,包括建立指导委员会、协调委员会。指导委员会启动并负责整个试验的进行,协调委员会控制试验的实际执行及其进程并与药政管理部门保持联系。

第十三章　附则

第六十条　本规范下列用语的含义为:

1.临床试验(Clinical Trail)也称临床研究,指任何在人体(病人或健康志愿者身上)进行的药品的系统性研究,以证实或揭示研究药品的作用、不良反应及/或研究药品的吸收、分布、代谢和排泄,目的是确定研究药品的疗效与安全性。

2.伦理委员会(Ethics Committee)由医学专业人员、法律专家及非医务人员组成的独立组织,其职责为核查临床试验是否合乎道德,并为之提供公众保证,确保受试者的安全、健康和权益受到保护。该委员会的组织和一切活动不应受临床试验组织和实施者的干扰或影响。

3.试验方案(Protocol)是临床试验的主要文件。叙述试验的背景、理论基础和目的、试验设计、方法和组织,包括统计学考虑、试验执行和完成的条件。方案必须由参加试验的主要研究者、研究机构和申办者签章并注明日期，因而也可作为试验合同。

4. 研究者手册（Investigator's Brochure）有关一种试验用药品在进行人体研究时已有的临床与非临床数据的汇编。

5. 知情同意（Informed Consent）指在告知一项试验的各种方面情况后，一名受试者自愿确认其同意参加该项临床试验的过程，须以书面的签名和注明日期于知情同意书上作为文件证明。

6. 知情同意书（Informed Consent Form）是每位受试者表示自愿参加某一试验的文件证明。研究者必须向受试者说明试验性质、试验目的、可能的受益和危险、可供选用的其他治疗以及符合赫尔辛基宣言规定的受试者的权利和义务等，使受试者充分了解后表达其同意。

7. 试验研究者（Investigator）简称研究者，实施临床试验并对临床试验的质量和受试者的安全和权益的负责者。研究者必须经过资格审查，具有合法行医资格和能力。在多中心临床试验中，由一名主要研究者对临床试验的实施总负责，并作为各试验中心间的协调人。

8. 协调研究者（Coordinating Investigator）在多中心临床试验中负责协调各参加中心的研究者的工作的一名研究者。

9. 申报主办者（Sponsor）简称申办者，发起一项临床试验，并对该试验的启动、管理、财务和监督负责的个人、公司、机构或组织。

10. 监视员（Monitor）由申办者委任并对申办者负责的人员，其任务是监视和报告试验的进行情况和核实数据。

11. 设盲（Blinding/ Masking）临床试验中使一方或多方

不知道受试者治疗分配的程序。单盲指受试者不知,双盲指受试者、研究者、监视员或数据分析者均不知治疗分配。

12.病例报告表(Case Report Form,CRF)指按试验方案所规定设计的一种文件,用以记录每一受试者在试验过程中的数据。

13.总结报告(Final Report)试验完成后的一份详尽总结,包括试验方法与材料、结果的描述与评估、统计分析以及最终所获鉴定性的、合乎道德的统计学和临床评价报告。

14.试验用药品(Investigational Product)临床试验中用作试验或参比的任何药品或安慰剂。

15.药品(Pharmaceutical Product)指用于预防、治疗、诊断人的疾病,有目的地调节人的生理机能并规定有适应证、用法和用量的物质。

16.标准操作程序(Standard Operating Procedure,SOP)为有效地实施和完成某一临床试验中每项工作所拟定的标准而详细的书面规程。

17.不良事件(Adverse Event)病人或临床试验受试者接受一种药品后出现的不良医学事件,但并不一定与治疗有因果关系。

18.药品不良反应(Adverse Drug Reaction)在按规定剂量正常应用药品的过程中产生的有害而非所期望的且与药品应用有因果关系的反应。在一种新药或药品的新用途的临床试验中,其治疗剂量尚未确定时所有有害而非所期望且与药品应用有因果关系的反应,也应视为药品不良反应。

19.严重不良事件(Serious Adverse Event)临床试验过程中发生需住院治疗、延长住院时间、伤残、影响工作能力、危及生命或死亡、导致先天畸形等事件。

20. 审核（Audit）指由不直接涉及试验的人员所进行的一种系统性检查，以判定试验的实施、数据的记录、分析是否与试验方案、药品临床试验管理规范与法规要求相符。

21. 视察（Inspection）药政管理部门对有关一项临床试验的文件、设施、记录和其他方面进行官方审阅，视察可以在试验点、申办者所在地或合同研究组织所在地进行。

22. 质量控制（Quality Control）用以保证与临床试验相关活动的质量达到要求的操作性技术和程序。

23. 合同研究组织（Contract Research Organization，CRO）一种学术性或商业性的科学机构。申办者可委托其执行临床试验中的某些工作和任务，此种委托必须做出书面规定。

第六十一条　本规范由中华人民共和国卫生部负责修订，解释。

第六十二条　本规范自颁发之日起试行。

参 考 文 献

[1] 周宏灏,袁洪.药物临床试验[M].北京:人民卫生出版社,2011.

[2] 乔海灵.临床药理学[M].北京:高等教育出版社,2017.

[3] 郑航.临床试验简史[M]上海:上海交通大学出版社,2020.

[4] 陆涛,李天泉.中国医药研发 40 年大数据[M].北京:中国医药科技出版社,2019.

[5] 田少雷,邵庆翔.药物临床试验与 GCP 实用指南[M].北京:北京大学医学出版社,2010.

[6] 张大庆,黎润红,饶毅.继承与创新:五二三任务与青蒿素研发[M].北京:中国科学技术出版社,2017.

[7] 李家泰.临床药理学新进展(下)[J].中国临床药理学杂志,1985,1(2):131 - 137.

[8] 李家泰.临床药理学新进展(上)[J].中国临床药理学杂志,1985,1(1):57 - 64.

[9] 傅俊一.卫生部成立药品审评委员会[J].中国临床药理学杂志,1985,1(2):168.

[10] 李家泰.从临床药理观点看临床试验规范[J].中国临床药理学杂,1992,8(2):65 - 69.

[11] 潘学田.中国药政管理的四十五年[J].中国药学杂志,1994,29(10):579 - 581.

[12] 李家泰.GCP 的实施与国际协调会议:ICH[J].中国临床药理学杂志,1998,14(4):227 - 238.

[13] 诸骏仁.中国的药物临床试验和 GCP[J].中国新药杂志,1999,8(8):510 - 511.

[14] 陈君超,张琦,李高扬.临床试验模式的数字化转变探讨[J].中国食品药品监管,2020,23(11):71-76.

[15] 曹烨,葛洁英,岑华芳,等.临床研究助理/研究护士角色定位、职责与管理模式[J].中国新药与临床杂志,2017,36(11):647-652.

[16] 丁倩,曹彩.我国药物临床试验信息化建设初探[J].中国新药杂志,2012,21(7):722-727.

[17] 高荣,李见明.我国药物临床试验机构的发展、定位和职责探讨[J].中国临床药理学杂志,2012,28(9):714-717.

[18] 胡宇,宗欣,于淼,等.我国仿制药一致性评价政策环境现状分析[J].中国药物评价,2020,37(5):321-326.

[19] 解琴.我国药物临床试验机构组建的回顾与现状[J].中国临床药理学杂志,2007,23(5):397-400.

[20] 刘冬,哈莉莉,李芳,等.我国化学仿制药一致性评价进展与展望[J].中国临床药理学杂志,2020,36(16):2381-2385.

[21] 栾雪梅.中国临床研究基地成长调查[J].中国处方药,2007,6(8):21-22.

[22] 马润镒,苏娴,王海学,等.美欧监管机构对远程智能临床试验探索的进展[J].中国食品药品监管,2020,23(11):102-109.

[23] 毛冬蕾.王宋宋:职业的,时尚的[J].中国处方药,2007,6(9):28-28.

[24] 石远凯,孙燕.中国抗肿瘤新药临床试验60年发展历程和主要成果(1960—2020)[J].中华肿瘤杂志,2021,43(6):696-706.

[25] 田少雷.我国新版GCP较旧版的变化[J].中国医药导刊,2003,5(5):373-374,376.

[26] 王海学,王涛.远程智能临床试验及数字化技术应用的探讨[J].中国食品药品监管,2020,23(11):110-116.

[27] 武小军,李欣.我国药物临床试验机构的发展与现状[J].中国药物经济学,2009,4(2):36-41.

[28] 张妞,张涛,徐菊华.中国医院伦理委员会发展的回顾与思考[J].医学与哲学(A),2017,38(11):14-17.

[29] 张晓方,武阳丰.中国国际多中心临床试验的历史与现状[J].中国新药杂志,2018,27(11):1286-1289.

[30] 张孝法.我国药品注册审批制度的历史变革及解析[J].中国中药杂

志,2009,34(20):2685－2688.

[31] 知识分子.一场持续 40 年的接力:青蒿素类抗疟药从中国走向国际
［EB/OL].2022－12－25.

[32] 赵戬.深切悼念中国药物临床试验 GCP 之父诸骏仁教授[EB/OL].
2020－8－7.

[33] 赵戬.我在中国负责的第一项国际多中心临床试验[EB/OL].2022－
1－9.

[34] 新浪网."伟哥"在华试验结果揭晓,总有效率 81%[EB/OL].2000－
3－3.

[35] 南方周末.药监系统审批乱象[EB/OL].2008－4－3.

[36] 有机合成.三十年终磨一剑——丁苯酞[EB/OL].2017－04－13.

[37] 药时代.上帝送给东方人的礼物——易瑞沙曲折上市路[EB/OL].
2020－04－11.

[38] 王欣.中国 CRC 行业蓝皮书——(一)中国 CRC 的产生和发展历程
［EB/OL].2020－11－25.

[39] 39 健康网.老太试新药休克拜耳赔 5 万欧元[EB/OL].2013－2－22.

[40] 药物临床试验网.四化河畔谈临研生态圈[EB/OL].2016－06－27.

[41] 新浪财经.中国 CRO 沉浮:一场挫败、崛起、狂欢的盛宴[EB/OL].
2021－07－09.

[42] 张莫晚.白手起家从 10 万到 1000 亿,中国 CRO 龙头掌门人曹晓
春,如何做到?［EB/OL].2022－03－26.

[43] 双井观市.海外临床 CRO 历史启示[EB/OL].2020－11－11.

[44] 研值圈.徐震纲教授:我国医学伦理审查探索创新之路[EB/OL].
2024－2－20.

[45] 刘腾.外资收购中国医药研发公司拉开大幕[EB/OL].2010－05－
08.

[46] 医药卫生网.5 年前的"722 事件",到底给今天的药物研发市场留下
了什么?［EB/OL].2020－7－22.

[47] 腾讯新闻.中国制药"722 事件"震惊世界,留下 80%申报数据造假
恶名[EB/OL].2023－1－5.

[48] 先声药业集团.一个 1.1 类新药 18 年的光荣和梦想[EB/OL].
2017－05－06.

[49] 研发客.蔡学钧的国际多中心临床试验的纯真年代(上)[EB/OL].

2017 - 6 - 27.

［50］研发客.蔡学钧的国际多中心临床试验的纯真年代(下)[EB/OL].
2017 - 7 - 3.

［51］高翼,王晨.中国创新药往事[EB/OL].2021 - 07 - 07.

［52］凯莱英.多维破局,中国创新药迈向黄金时代[EB/OL].2022 - 6 -
17.

［53］证券时报网.中国新药进化简史:与仿制药划清界限[EB/OL].
2015 -11 - 9.

［54］医药魔方.王印祥:成功,不过是以己之长坚持奔赴[EB/OL].2021 -
10 - 27.

［55］中国医学论坛报今日肿瘤.锐意前行、厚积薄发,肝癌治疗创新模
式——纵览阿帕替尼之前世今生[EB/OL].2020 - 5 - 25.

［56］人民日报海外网.俞德超:发明三个"国家1类新药",不忘初心创药
为民[EB/OL].2019 - 02 - 21.

［57］深圳晚报.鲁先平:怀揣梦想潜心研发中国人自己的原创新药[EB/
OL].2022 - 09 - 27.